U0272460

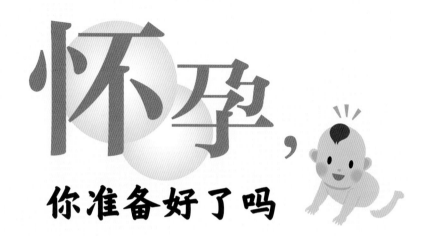

怀孕，

你准备好了吗

主 编 马良坤

副主编 沃建中 菅 波

编 委（以姓氏笔画为序）

王 迁 王合锋 文利平 邓 姗 田 庄 白 刚 冯云路
刘 洁 刘 暴 许岭翎 李 宁 李 健 李 雷 吴佳铭
沈 莉 张大光 陈 苗 陈峻锐 林 燕 易 辉 周宝桐
宣 磊 夏良裕 徐龙雨 陶建瓴 黄 颜 崔京涛 彭 萍
董海涛 谢 菲 甄璟然 谭 蓓 滕莉荣 戴为信

人民卫生出版社

图书在版编目（CIP）数据

怀孕，你准备好了吗 / 马良坤主编 . —北京：人民卫生出版社，2016

ISBN 978-7-117-22117-7

Ⅰ. ①怀…　Ⅱ. ①马…　Ⅲ. ①妊娠期－妇幼保健－基本知识　Ⅳ. ①R715.3

中国版本图书馆 CIP 数据核字（2016）第 040072 号

| 人卫社官网 | www.pmph.com | 出版物查询，在线购书 |
| 人卫医学网 | www.ipmph.com | 医学考试辅导，医学数据库服务，医学教育资源，大众健康资讯 |

怀孕，你准备好了吗

主　　编：马良坤
出版发行：人民卫生出版社（中继线 010-59780011）
地　　址：北京市朝阳区潘家园南里 19 号
邮　　编：100021
E - mail：pmph @ pmph.com
购书热线：010-59787592　010-59787584　010-65264830
印　　刷：北京盛通印刷股份有限公司
经　　销：新华书店
开　　本：710×1000　1/16　印张：13.5
字　　数：248 千字
版　　次：2016 年 4 月第 1 版　2016 年 4 月第 1 版第 1 次印刷
标准书号：ISBN 978-7-117-22117-7/R·22118
定　　价：49.80 元

打击盗版举报电话：010-59787491　　E-mail：WQ @ pmph.com
（凡属印装质量问题请与本社市场营销中心联系退换）

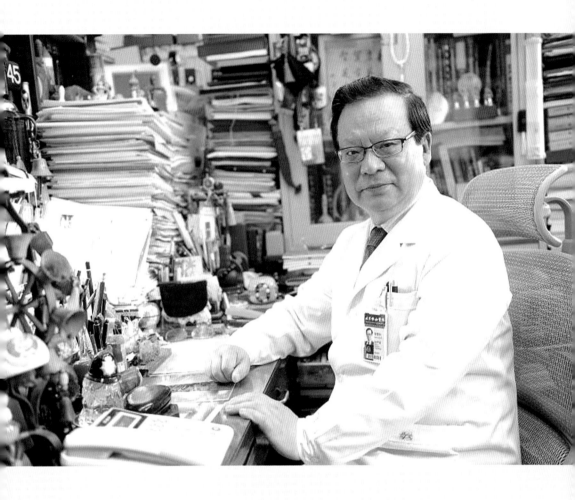

著名妇产科专家
中国工程院院士
北京协和医院妇产科

郎景和

序

　这是一部很有兴味，颇具意
义的科普读物。无论对公众，抑或对
医生、患者诸君之品审鉴赏，强力推荐者。

　美术界朋保健的也有一些，
革命的特点是将保健意识水准
鲁迅老称为知识劳动，对象是难
父女，主张令"预防为主"。

本书从印刷、装帧、文图并茂，
语言亲切、深入浅出。仿佛在拉着
你的手、促膝谈心。

本书内容广泛，将嬉游入，融合
一套口诀，众主家的给会忠告，可信
可靠。走要正视人生，问题和努力
学问起枕维会的育童意识、浅。

于是、我的为一个体会是，一字例

亭家、特別是一千医生、应该深刻铭

记勇及作的价值和工作，神圣

臧责。

正值春天、秋冬寿中的生版约雅夫，

谚系政意：春天是撒种是蘊育，

夏天是耕耘、秋天是收获，冬天是

休養生息……再一次感仰以為良师

益友，為病人的作善任们！

　　　　　　　　　　以景如

二〇一六年春

院士寄语

  这是一部饶有兴味，颇具意义的科普读物。无论对公众，抑或对医生，应该为之击节赞赏，强力推荐。

  关于孕期保健的书也有一些，本书的特点是将保健意识和准备状态提前到孕前，对象是准父母，更符合"预防为主"。

  本书设计巧妙，文图并茂；语言亲切，深入浅出。仿佛在拉着你的手，促膝谈心。

  本书内容广泛，涉猎深入，融合了多学科、众专家的综合忠告，可信可靠。是真心把孕生问题和科学问题相结合的有益尝试。

  于是，我的另一个体会是，一个科学家，特别是一个医生，应该把科学普及作为自己的份内工作，神圣职责。

  正值春天，权借本书的出版向广大读者致意：春天是播种，是蕴育，夏天是耕耘，秋天是收获，冬天是休养生息……再一次感谢以马良坤教授为首的作者们。

郎景和

二〇一六年 春

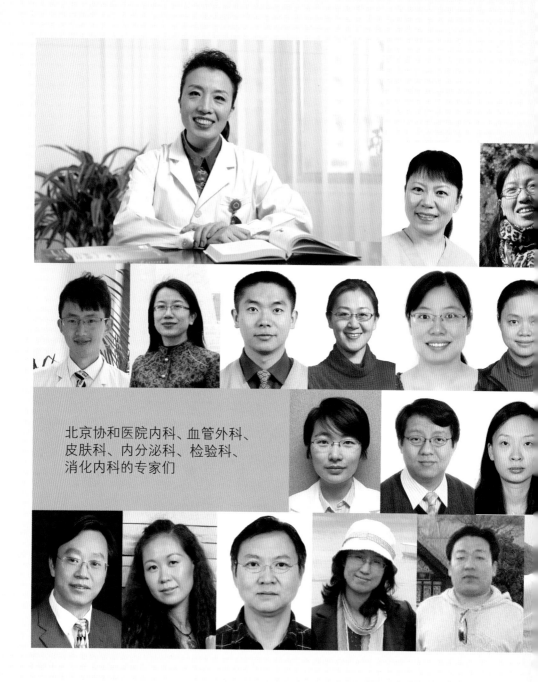

北京协和医院内科、血管外科、
皮肤科、内分泌科、检验科、
消化内科的专家们

专家团队

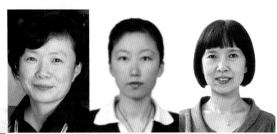

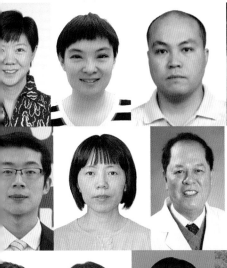

北京协和医院妇产科、乳腺外科、营养科、神经科、血液科、口腔科、心内科、风湿免疫科、肾内科、变态反应科、中医科的专家们

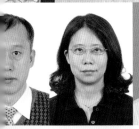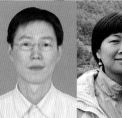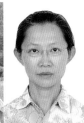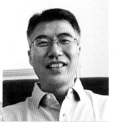

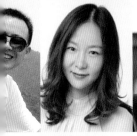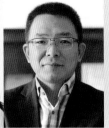

吉林大学第一医院骨关节外科、山东大学附属生殖医院、济南市儿童医院外科的专家们；环度生涯规划首席专家、环度智慧智能技术研究所教研员、"芝宝贝"总编辑、"知妈堂"副总裁、"天使医生"CEO、"幸运妈咪"团队

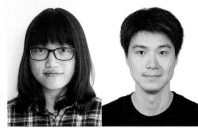

主编的话

随着生活水平的提升，医学常识的普及，越来越多的夫妻了解到怀孕前做准备的重要性，明白了怀孕的准备不仅仅是检查排卵、精液，开具一套孕前检查的化验单，戒烟戒酒以及吃叶酸。

作为临床一线的医务工作者，我们经常遇到准备怀孕的夫妻因为不了解相关的医学常识而盲目信从谣言，严重的还会导致无法挽回的后果。比如没有医疗指征的超声监测排卵而过度紧张、怀孕困难；对某些化验检查存在误解，而不敢怀孕；为了怀孕仅在排卵期同房，对老公"召之即来挥之即去"，造成夫妻不和；"好吃懒做"的现代生活方式导致女性肥胖或者消瘦，使得怀孕困难，或发生妊娠期糖尿病、早产、妊娠期高血压等并发症；由于夫妻关系紧张、不和谐，怀孕之后发生抑郁、焦虑、早产；有遗传性疾病的家族史或者分娩过畸形儿，孕前没有进行遗传学检测和咨询，怀孕后再次分娩遗传病患儿；怀孕之后才发现患有糖尿病、甲亢、甲减，造成去留两难的抉择，有的因为病情严重必须终止妊娠；甚至还有合并自身免疫病的女性因为没有控制好病情，擅自怀孕而导致母子双亡的悲剧！

实际上，备孕是需要从知识储备、孕前检查、家庭环境、心理、营养、运动和男性保健各个方面做好准备的，对有特殊需求的夫妻还可以借由中医调理、人工受孕等现代技术帮助怀孕。另外，如果孕前或孕中合并疾病，比如妇科疾病、内分泌疾病、感染性疾病、过敏性疾病、血栓性疾病、乳腺、消化内科、心内科、骨科等问题是需要请医生评估咨询后再尝试怀孕的。

在此我们很高兴为大家奉献上知识的盛宴，这里有由北京协和医院妇产科、内科、内分泌科、心内科、消化内科、乳腺外科、血管外科、皮肤科、肾内科、营养科、口腔科、血液科、神经科、风湿免疫科、变态反应科、中医科、检验科的医务人员组成的多学科团队，诸位作者结合自己丰富的临床经验，将临床中准妈妈们经常咨询的以及通过百度检索仍弄不明白的问题提炼出来，在查阅了大量文献资料的基础上，用自己的语言科学地、通俗地阐述给各位；另外，我们还特别邀请发展心理学、运动医学、瑜伽、护理、健康教育、移动医疗相关的专业人员，他们分别从各自的角度，将最精华、最实用的内容提供给准备怀孕的夫妻；为了把晦涩难懂的医学专业术语变成大众能够明白的说法，我们尽量将知识点转化成通俗易懂的插图，让我们的语言和知识更接地气。

在"第 9 章 当怀孕遇上疾病，我该怎么办"中，除了常见病、多发病和亚健康的内容之外，我们还准备了很多小众和专科的疾病素材，这部分内容以网络增值的形式免费提供给有需求的准妈妈们，大家只需要按照文中第 195 页提示的步骤使用手机扫码即可获得。

父母是唯一没经过任何培训就上岗的职业，却鲜有人知道：父母这个职业，是世界上最难完成的职业；是世界上责任最重大的职业；是世界上唯一无法退休的职业；也是世界上最需要学习成长的职业！本书将是您成功开启父母这个终身职业的入门指导手册，她是"新婚必读""孕前必读"，是您怀孕、养育健康宝宝的良师益友，她还是各位妇产科医生、妇幼保健人员以及全科医生、基层医生为准备怀孕女性进行指导咨询的参考读物和工具书。

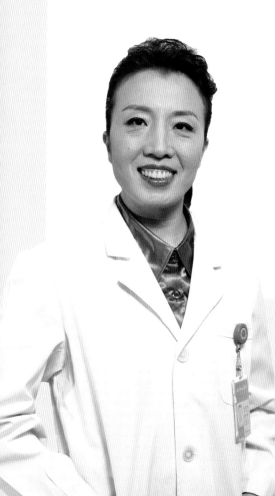

北京协和医院妇产科

主任医师、教授

马良坤

2016 年 3 月于北京

不可不了解的**生殖知识** / 1

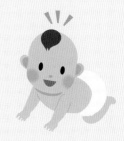

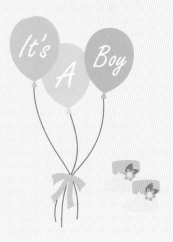

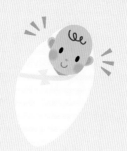

 心情好，孕才好 / 35

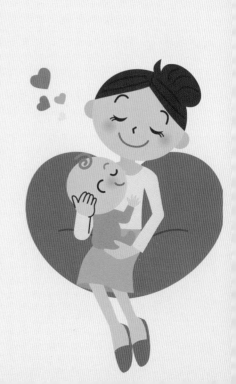

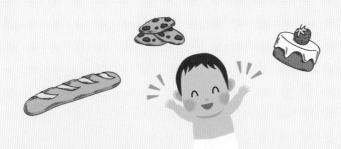

 4 怎么**吃**，也是有讲究的 / 59

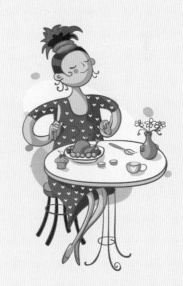

运不**运动**，真的不一样 / 77

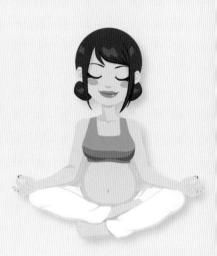

男人的孕育心经 / 105

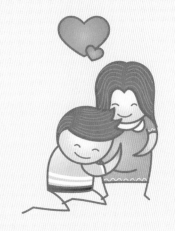

中医的奥秘 / 121

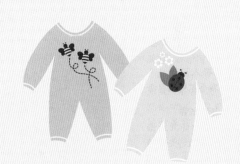

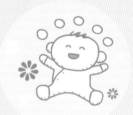

"神奇"的人工受孕 / 129

当怀孕遇上疾病，我该怎么办 / 149

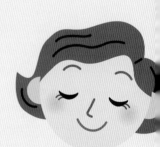

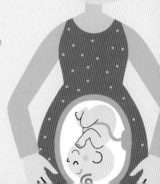

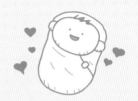

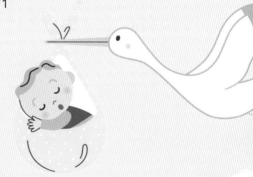

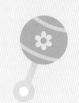

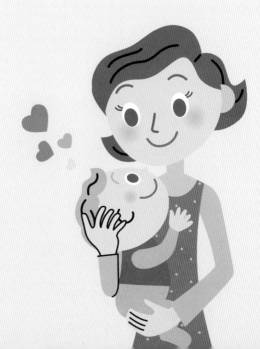

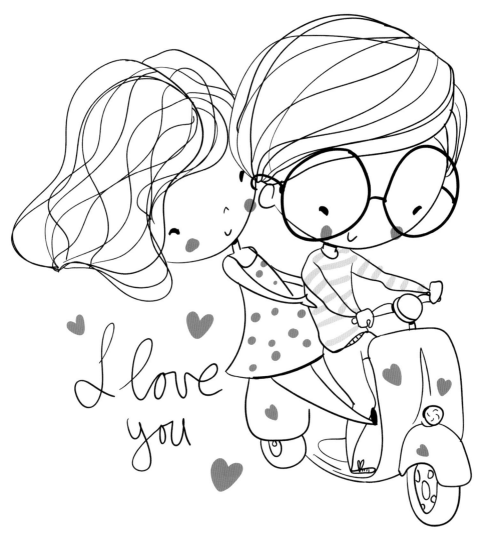

I love you

1

不可不了解的
生殖知识

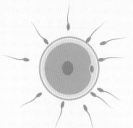

男性的精子和女性的卵子相遇，就形成了受精卵，开始了生命的孕育

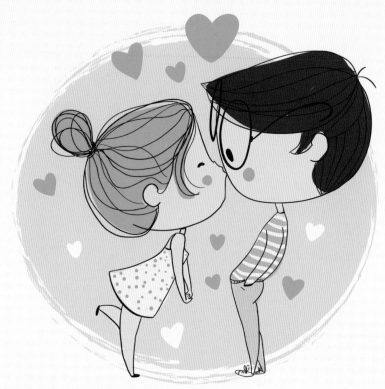

1 奇妙的人体是如何造人的

人体非常奇妙，堪称大自然的杰作。女性的卵子和男性的精子结合，就形成了受精卵。这个受精卵具有准爸爸和准妈妈两人的**基因**，这些基因包含的遗传信息就决定了未来宝宝的性别、面容、肤色、体型等。更令人称奇的是，就连宝宝的智力、个性等特点在一定程度上也在受精卵阶段确定了。

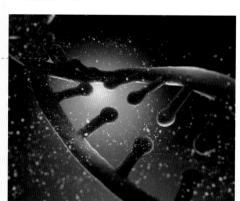

DNA 是双螺旋结构，上面携带了我们的遗传密码

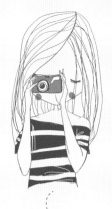

2 什么是排卵

女性的卵巢每个月都会有一个卵泡成熟，卵子从其中释放出来，这就是排卵。女性有两个卵巢，在每个月经周期里，只有一侧卵巢排卵。下图是卵巢示意图，可以看到一个卵泡逐渐长大、成熟、释放出来的过程，排卵之后的卵泡就会形成黄体，如果受孕成功，这个黄体会分泌黄体酮支持宝宝的生长。

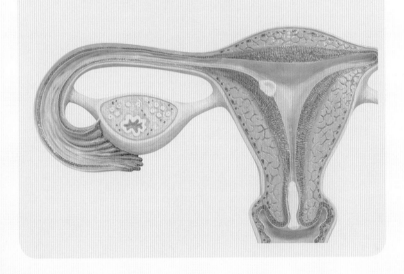

3 如何监测排卵

如果一名女性按时来月经就是规律月经。所以，女性要记住每次月经来潮第一天的日子，一般两次月经间隔28天左右，这样的女性大概在月经的第14天左右排卵。如果每次月经都推后10天、15天或者30天，也是规律的月经，这些女性的排卵期会在下次月经来潮之前的14天左右。

我们监测排卵的方法可以通过记住月经日子来大概估算，也有的敏感女性会在排卵期感觉到身体变化，比如小肚子隐痛、宫颈的黏液、白带变得清亮，还可以通过测量基础体温、利用排卵试纸以及超声监测排卵。

迷你百科

女性一生要排多少个卵子？

女性一生约排出400~500个卵子。一个卵子排出后可存活48小时，在这48小时内等待着与精子相遇、结合。

当卵子排出后由于多种原因不能与精子相遇形成受精卵时，便在48~72小时后自然死亡。

2 怎么测量基础体温

当心！不要睡着了咬碎呀！

人体在清醒而又非常安静，不受肌肉活动、精神紧张、食物及环境温度等因素影响时的状态叫作基础状态。基础状态下的体温，就叫作基础体温，通常在早晨起床前测定。女性在晨起后，不思考任何问题，不做任何事情（包括不能喝水、吃饭、说话、上厕所等），直接测量体温。测量时，需要将体温计放在舌头下面 5 分钟，不能测腋窝温度，其原因是腋窝温度受室温影响大，会有误差。

每次月经来潮（见血）的第一天为此次月经周期的第一天，直到下次月经来潮之前的一天为此次月经周期的最后一天，因此女性基础体温的测量需要一个月经周期的时间。正常的基础体温就像下图所示，月经前半段体温稍低，后半段体温稍高，一般相差 0.3~0.5℃，其中黑色小圈的一天就为排卵的时间。

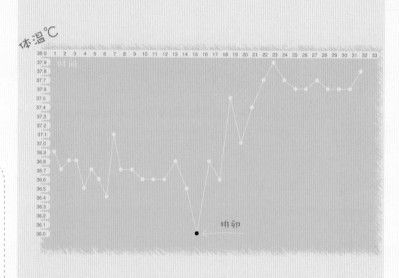

体温℃

排卵

迷你百科

尿排卵试纸

月经结束后，女性的身体会产生一种激素，叫作黄体生成素，英文就是 luteinizing hormone，缩写是 LH。它促进卵泡成熟，突破卵巢组织的包膜，从卵果中排出来，这一过程就是排卵。当血清里 LH 达到高峰时，尿里面的 LH 浓度也达到高峰，尿排卵试纸会变成阳性，也就意味着排卵了。所以，尿排卵试纸是可以预测排卵的。

基础体温的测量有很多好处，如果怀疑月经不调、排卵功能不好、不容易怀孕、更年期、监测排卵、促排卵治疗等，都可以测定一个周期。这是一个免费、方便了解自己的方法，也是观察某些治疗效果的方法，可以试试。

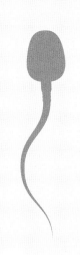

5 精子，来自何方

精子是男性生殖系统产生的生殖细胞。精子的数量和质量决定了精子的授精能力，性功能正常是精子能够受孕的保证。

6 一次射精需多少个精子才能完成受孕任务

精子生活在男性的睾丸内，通过性交，借助于射精过程，以精液的形式排放到女性的阴道内。阴茎好比一把"手枪"，射精就是触发扳击点，精子就是快速射出的"子弹"，射向靶心"卵子"。

一般成年男性每次射出上亿个精子，那些直线快速运动的是最可能具有受孕能力的精子，只要有一个能够命中目标，使卵子受孕，就完成了他们的使命。

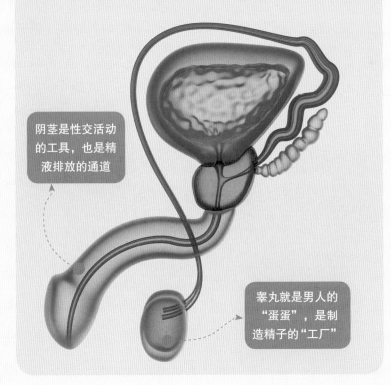

阴茎是性交活动的工具，也是精液排放的通道

睾丸就是男人的"蛋蛋"，是制造精子的"工厂"

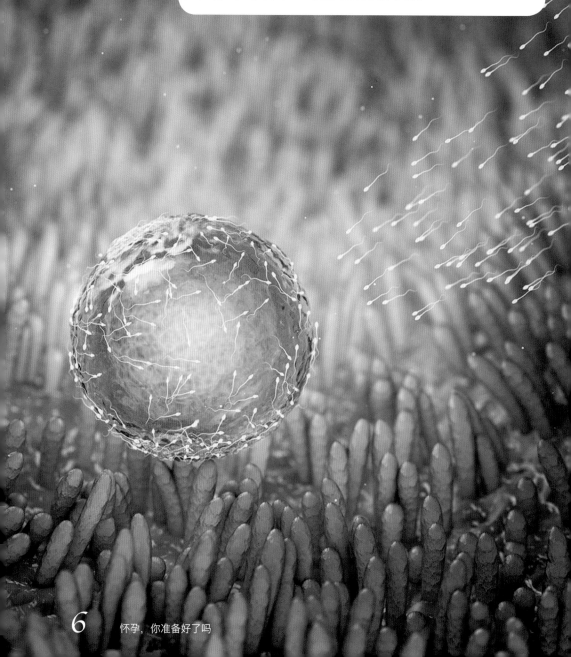

7 精子和卵子在哪里碰面结合

　　如果夫妻在排卵期同房，排卵之后的卵子会被输卵管伞端抓住，然后卵子会在输卵管里面等待精子。在上亿个奔跑的精子"兄弟"中，只有一个健康的精子会突破卵子的包膜，与卵子结合形成受精卵。这时的受精卵尺寸大概是百分之一厘米，一个新生命开始孕育。

8 你的身体怎么样

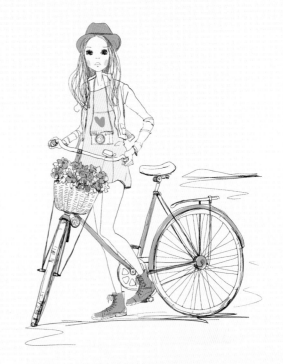

如果你的感情和经济基础已经铺垫完毕，那么下一步就是做好身体的准备了。身体上并不是完美无瑕，没有缺憾才好，但尽量要做一次孕前检查，让医生帮助你判断身体是否健康，可能对怀孕造成的风险，以及如何将这些风险降到最低。如果有可能，让你的爱人也去做一个全身检查，了解他的健康状况和生活方式，尤其是有没有吸烟、喝酒等嗜好，是否有**感染性疾病**等，同时接受一些健康教育。

9 备孕有必要吗

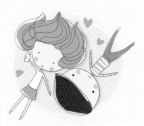

备孕指南：疾病与妊娠

过去的人没有备孕，小孩都活蹦乱跳，现代人备孕有必要吗？

急诊室里来了一位美丽的准妈妈。23 岁，已经怀孕 5 个月了。3 年前因咳血被诊断为支气管扩张，治疗后好转。怀孕后再次发病，至今咳血 5 次，半个月前出现憋气，不能平卧。超声心动图提示肺功脉压力高达 136mmHg。这是什么概念？这个数字会让所有的心内科大夫震撼，因为美丽的准妈妈随时可能心脏病发作，甚至上个卫生间也可能**猝死**，更何况肚子里还有一个孩子，继续妊娠风险太大。经过检查发现这位准妈妈患有免疫系统疾病——系统性红斑狼疮，而该类患者容易发生肺动脉高压。终止妊娠的抉择和风险让家属和亲人备受折磨。

孕前咨询和保健应作为孕妇健康管理的一个组成部分。希望通过备孕，认识并改善孕妇的生活习惯、行为模式，减少社会因素、医学因素对母体健康和妊娠结局的影响，最终降低孕妇和围产儿的患病率和病死率。同时，当医学风险无法避免时，应该让备孕者在孕前咨询时被充分告知潜在的风险，并对是否妊娠作出理性的选择。

⑩ 你准备好了吗

备孕指南：纠正贫血

妊娠、月经常使育龄妇女发生贫血。2002年中国居民营养与健康调查发现，育龄女性贫血发生率为26.2%。孕前贫血易导致早产、孕期母体体重增长不足和胎儿出生低体重，增加母体分娩时的出血和感染风险，导致婴儿贫血、免疫功能低下，甚至对新生儿智力发育产生不可逆的影响。因此，孕前应检测是否存在贫血，一旦诊断贫血，应积极治疗，服用铁剂，配合服用维生素C，便于铁剂吸收，以纠正贫血，为怀孕做好准备。

你一定听亲戚、朋友、同事说过带孩子就意味着没有慵懒的周末，很少能外出聚会，还要半夜起来喂奶，很多的家务活要干，更重要的是要花很多银子……别被吓到，其实更多的是宝宝点滴成长带来的喜悦，为人父母带来的满足和幸福。事实上，永远没有最合适的时间去准备好做妈妈，生活中总是会有许多不尽人意之处。在准备怀孕之前，你应该先问自己几个问题：

☐ 为什么想要宝宝？

☐ 你的爱人想要宝宝吗？

☐ 夫妻俩大想法一致吗？是否讨论清楚了？

☐ 宝宝会多大程度影响你的生活、工作？

☐ 夫妻俩是否愿意为宝宝作出改变和牺牲？

☐ 夫妻俩最近压力大吗？

☐ 压力会影响你顺利怀孕并度过孕产期吗？

☐ 夫妻俩从感情上做好为人父母的准备了吗？

☐ 夫妻俩在经济上能够承受抚养孩子的花销吗？

☐ 能否得到双方父母的支持？

☐ 你有医疗保险吗？

☐ 你办好准生证了吗？

☐ 如果生孩子以后还要工作的话，如何带孩子呢？

☐ 跟家中的老大商量好了吗？（如果已经有了一个宝宝）

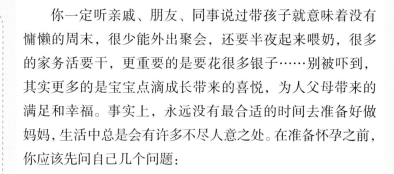

如果没有想明白这些问题或者没有做好准备，也没有关系，并不意味着你怀孕会不顺利或者不能带好孩子，但可能会比较忙乱、被动，需要适应一段时间。如果你感情上、经济上、人力上准备得越充分、越早，你适应新角色的能力就越强，就越能够顺利当一个合格的爸爸妈妈。

11 备孕的重要性

备孕指的是孕前保健。"过去的人没备孕，小孩都活蹦乱跳"，说得没错，不过，需要提醒你的是：你只想到了活蹦乱跳的孩子，却忘记了过去生孩子导致的生离死别比现在多得多。

统计显示，孕产妇的死亡多半是由孕前疾病导致的，主要是心脏病、免疫系统疾病、精神疾病以及肥胖等，因此我们应该强调孕前保健，尤其是对有合并症的孕妇。前面提到的孕妇，如果能在怀孕前进行检查，确诊存在的基础疾病——**系统性红斑狼疮**，经过免疫科大夫的规范化治疗后再怀孕，在孕期同时接受免疫科大夫和妇产科大夫的管理，对症用药，或许事情的发展会有所不同。该患者最后行剖宫产终止了妊娠。结局尚好，但过程太惊心动魄了。

血淋淋的案例告诉我们备孕是十分有必要的，尤其是有基础疾病的人群。

此外，在我国，每年有将近100万的新生儿在出生时存在不同程度的缺陷，这对家庭、社会都会造成一定的负担。我们应该根据孕前检查的结果，由专业医生指导孕妇适当补充缺乏的物质，并对有基础疾病的孕妇进行有效的治疗，治愈或稳定后再怀孕。换言之，孕前检查还可以有效提高优生率。

12 没吃叶酸，意外怀孕的宝宝能要吗

胡某，26岁，因同房后腹痛就诊，经医生检查发现宫颈重度糜烂，TCT：宫颈炎症，HPV66型（+），用甲硝唑栓、抗宫炎片治疗2周。期间用安全套避孕。但30余天后查尿妊娠试验（+），发现意外怀孕。顾虑没有进行系统的、正式的备孕，没有服用叶酸，孕前及孕早期使用甲硝唑等药物，怕孩子可能有问题，或者没有优生会不聪明，要求流产。

迷你百科

备孕六要素

* 保持健康的生活方式

吃得健康、规律运动、不要有太大的压力。

* 性生活目的性不要太强

夫妻平时多交流沟通，要享受性生活带来的愉悦，不要为了完成生育任务而勉强为之。

* 不要仅仅在排卵期才过性生活

过少的性生活会使精子在体内存留时间过长，而致精子老化，不利于受孕的。

* 不要想靠试管婴儿怀双胞胎

双胎甚至多胎对妊娠妇女有很多风险的，可导致母婴意外、疾病和死亡。

* 不要总觉得身体状态不够理想

孕前找相关专科医生咨询，进行系统检查，确保疾病状态可以怀孕，并调整到合适妊娠的用药。

* 不要过度期待技术手段怀孕

要自己先积极尝试性生活，只有在出现不育或者卵巢功能有问题时才要借助试管婴儿技术。

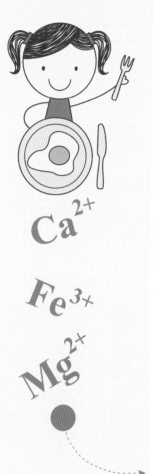

要知道，即使在英美等发达国家，也有一半的妊娠是非计划的；而且我们的父母亲当年补充叶酸的也不多，生命的孕育本身包含着自然选择。只要不挑食、偏食，一般不会缺叶酸。而且，现在还可以检测叶酸，所以，一旦意外怀孕，是没有必要因为没有补充叶酸而终止妊娠的。

准妈妈们纠结的"HPV66型（＋）"会对妊娠有影响吗？医学上，HPV的亚型有很多，其中HPV16、18型持续感染1年以上才可能引起宫颈病变，而宫颈病变发展到宫颈癌平均需要10年时间。胡某感染的HPV66型，危险性较低，因此不必要过分担忧。

此外，准妈妈往往对孕前和孕早期用甲硝唑栓、抗宫炎片治疗有顾虑，担心药物对胎儿生长发育有影响。其实，这也是过分担忧了，妊娠女性在停经的1个月内，前2周卵泡发育，还没有受精卵呢，后2周受精卵形成了，但是对外界十分敏感，很容易受到影响而被淘汰，所以有停经1个月内药物影响全或无的说法。也就是说，如果有影响，孩子会被自然淘汰；反之，活下来就是没有受到影响，是好孩子。关于聪明，鉴于目前的医学水平，还不能做到检测孩子的智力水平。我们做的优生优育工作，也主要是通过避免既往知道的可能引起孩子生长发育障碍的因素来进行的。

13 叶酸对孕妇有什么作用呢

虽然非计划怀孕的女性不必过分纠结孕前是否服用了叶酸，但计划妊娠的女性还是需要补充叶酸的。一项随机对照试验提示，孕前3个月至孕12周每日补充400微克叶酸可以使胎儿患神经管畸形（如脊柱裂）的风险减少72%。

胎儿的神经系统在怀孕的第一个月就开始发育了，也就是说，在你还不知道自己怀孕的时候，宝宝就已经开始发育了。所以，怀孕之前一直到怀孕的头三个月补充叶酸还是很重要的。

如果经济条件不宽裕的话，可以补充单独的叶酸片，国家还为一些地区和单位提供免费发放的叶酸；如果经济条件许可的话，就补充多种维生素，在说明书上都会标明叶酸（folic acid）含量，推荐的服用量是 0.4~0.8 毫克。

在这里，我们需要特别**提醒**大家注意的是高危孕妇。例如有无脑儿、脊柱裂患儿分娩历史，糖尿病、癫痫、重度肥胖、镰状细胞贫血病史或家族史的患者，最好在孕前 3 个月至孕 12 周每日叶酸补充剂量提高到 **5 毫克**。

14 孕妇如何补充维生素和微量元素

准备怀孕时就开始补充维生素是明智之举。补充多种维生素可以帮助备孕女性获得足够的叶酸、钙、铁和其他微量元素，这些营养成分在整个孕期和哺乳期都是非常必要的。钙可以保护准妈妈和宝宝的骨骼和牙齿，促进准妈妈的循环系统、神经和肌肉正常工作；铁可以维护准妈妈和宝宝的血液和肌肉发育，预防贫血。有研究证明，补充多种维生素可以降低宝宝低出生体重的风险，最好在准备怀孕之前的三个月就开始服用。

目前市场上有很多针对孕妇的多种维生素和微量元素补充剂，建议购买正规品牌、正规厂家生产的产品。可以自己去药店购买，也可以请医生开处方购买。

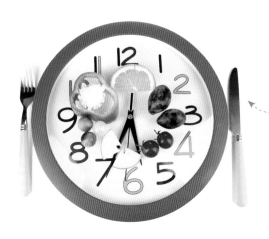

迷你百科

体重指数

体重指数通过体重（kg）和身高（m）计算，计算公式如下：

$$体重指数 = \frac{体重（kg）}{身高^2（m^2）}$$

体重指数的参考值如下：
<18.5 为体重消瘦型；
18.5~23.9 为正常；
24~27.9 为超重；
≥28 为肥胖。

孕前准备可不能忽视体重的准备。计算一下自己的体重指数是否在正常范围。孕前准备时，对消瘦者应适当增加体重，而对于超重或肥胖者，应适当减轻体重，争取达到正常体重指数范围；减轻体重的方法，应该是科学的合理的膳食，增加运动，而不应该滥用减肥药。

蔬菜水果富含丰富的维生素和微量元素

为了增加成功受孕的机会，备孕女性要做到：

1
健康生活，控制体重，平衡饮食、规律运动，控制压力，少喝浓茶、咖啡

2
规律的性生活，每周两次左右是一个比较合适的频率，不过因人而异

3
临近排卵期时每天同房

4
孕前检查可以彻底排查身体问题，有针对性地找出适于妊娠的治疗方案

还要注意不要做这些事情：

过于紧张,压力过大。 如果头两三个月不能马上怀孕，也不要过于紧张，即使所有的条件都非常合适，每个月成功怀孕的机会也只有50%，大多数健康夫妇会在一年之内顺利怀孕。

吸烟、喝酒。 烟里面含有的成分可使得宫颈黏液黏稠，不易受孕，还会增加自然流产的机会，降低供给胎儿的氧气和养料，喝酒也会降低生育能力。所以，为了家人、自己，还有未来的宝宝，戒掉烟酒吧。

自行吃药或者停药。 一些怀孕前患病的女性为了怕影响怀孕，就自己停药，有可能造成疾病的加重，也会影响胎儿，还有一些女性不向相关专科医生询问怀孕前及怀孕期间用药的调整，可能服用影响宝宝的药物。这两种情况都是不好的。

备孕指南：高龄备孕

女性超过35岁为高龄孕妈妈，年龄过大，不仅怀孕的机会减少，而且发生流产、早产、妊娠高血压疾病、妊娠糖尿病、难产等妊娠并发症的机会增加，生有出生缺陷儿尤其是先天愚型儿的风险也明显增高。因此，孕前更应做好各方面的准备：全面检查，尤其是血压、血糖、尿蛋白情况，排除高血压病、糖尿病和肾病等内科疾病；妇科检查，关注宫颈病变，子宫和卵巢的肿瘤和生殖道的畸形和炎症，必要时需要治疗后再准备怀孕。

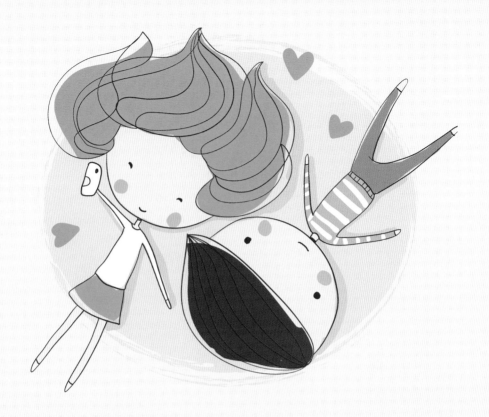

作者简介

　　马良坤，北京协和医院妇产科教授，硕士生导师，博士。1996 年开始在北京协和医院妇产科工作至今，2006 年赴美国担任访问学者中国医师协会医学科学普及分会委员。对生理和病理产科的诊断、治疗、围产营养和健康教育及产前筛查诊断、遗传咨询以及妇科内分泌疾病都有丰富的临床经验。

　　李健，医学博士，教授。北京中医药大学基础医学院组织胚胎学教研室主任，中西医结合基础专业硕士生导师。

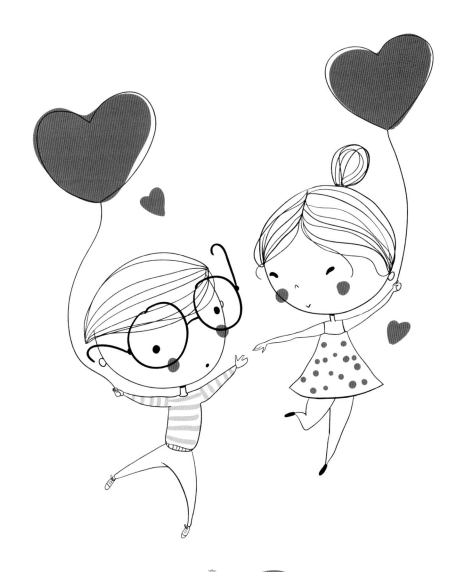

亲爱的，我们要一个孩子吧——

2

好孕之
孕前检查

1 备孕前，夫妻双方需要做哪些检查

▶ 问题

李某，30 岁，不孕 5 年。爱人离异，曾有一子。因为现任丈夫曾育有一子，坚信没问题，拒绝男方检查。女方一直辗转在多个医院求医问药，试遍中医西医以及各种所谓秘方，还是未果，压力很大，几近崩溃，最后查精液却发现男方患有无精症。

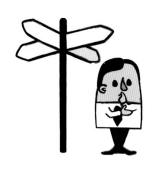

怀孕前准备应在孕前的 3~6 个月开始。准备怀孕的夫妇，应在孕前进行一次全面的医学检查，这对没有做过婚检的夫妇尤为必要。即使做过婚前检查，但婚后已经多年避孕者，或近一年未体检者，均应在孕前进行检查。怀孕是两个人的事，缺一不可。

双方进行孕前体检，包括血压，血、尿常规，血型，肝肾功能，乙肝等基本检查；女性增加盆腔检查有无盆腔炎、阴道炎、宫颈癌筛查，盆腔超声检查有无肿瘤，以及可能引起流产、影响胎儿生长发育的甲状腺功能，可能引起胎儿先天性疾病的感染检查包括梅毒、TORCH 等，进行口腔体检，筛查可能与早产相关的牙周病。同时还可以降低很多孕期的风险。以前生育过，并不能代表一直没有问题。精液常规检查目前还没有放在备孕检查中，但是，对于试孕半年以上未成功的推荐进行检查。

2 备孕前，女性需要做哪些检查

计划妊娠的夫妻都要备孕，包括戒烟、限酒、少喝咖啡、禁止使用违禁药物以及减肥、控制饮食和进行体育锻炼。

年纪比较大的女性以及月经不规律的女性，可以测量基础体温，或者在月经第 2~4 天测定性激素水平（雌激素，雄激素，促卵泡素，黄体生成素，泌乳素），来评估卵巢功能。

通过充分的备孕，夫妻双方调整在最佳状态，做好优生优育的准备，生一个健康聪明的宝宝。

③ 怀孕后多长时间可以做早早孕试验

下次来月经前几天可不可以做早早孕试验？预期来月经的日子过了好几天了做早早孕试验还是阴性，这是为什么？究竟什么时间做早早孕试验合适？这些都是希望或不希望怀孕的女性关心的问题。

研究证实，如果受孕成功，在下次月经日之前 7 天做早早孕试验（在正确操作的前提下），有 40% 的人可以检查出来；如果在预期的下次月经日检测，有 90% 的人可以检查出来；如果在下次月经日过后 10 天检测，则有 99% 的人可以被检查出来。因此，由于受孕时间不同，受孕后做早早孕试验的检出时间也因人而异。当第一次检测结果呈阴性，可以过几天再测。

早早孕试验是一种简单易行的确认怀孕的方式，可到医院测定，也可购买试纸条后在家里测定。其原理是通过测定尿液中的人绒毛膜促性腺激素（hCG）来进行诊断。

hCG 是一种糖蛋白激素，男性和未妊娠女性由垂体分泌少量的 hCG，用早早孕试纸在尿液中检测不出。受孕女性由胎盘产生大量 hCG，用于维持卵巢黄体的分泌功能，以支持早期胚胎发育的需要。hCG 通过肝脏和肾脏清除，因此我们能通过测定尿液中的 hCG 辅助诊断怀孕，这就是早早孕试验。

④ 怎么判断早早孕试验的结果

如果自己在家做早早孕试验，应该认真阅读说明书，并严格按照说明书的要求操作并判断结果。我们在试纸条上能看到 **C** 和 **T** 二个字母，只要知道这二个字母的意思就能明白各种结果的意义。C 是 control 的缩写，意为质控。T 是 test 的缩写，意为检测。只有当质控合格的时候，检测结果才有意义。

如果测定时 C 对应的条带没有出现，说明质控不合格，可能是试纸条过期或者操作有误，T 无论是否出现条带都没有意义。

如果 C 有条带，T 没有条带，说明本次检测结果为阴性，提示未怀孕或者还未到检出时间，可以过几日再测。

阳性　　弱阳性　　阴性　　无效

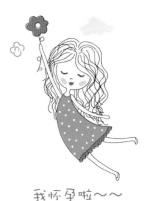

我怀孕啦～～

5 半小时后 T 带出现颜色代表阳性吗

在检测过程中我们有时会发现，C 带很明显但 T 带几乎看不到，过了十几分钟或者半小时后 T 带变得很明显了，这种情况是否算阳性？其实，判读测定结果都有时间要求，一般要求在加入尿样后 5 分钟内判读（具体应按照说明书要求），超过时间后即使出现阳性也认为无效。

6 T 带颜色的深浅和怀孕时间长短有关吗

一般情况下，如果 T 带颜色越深，说明尿液中 hCG 浓度越高，可以进一步推论认为是怀孕时间越长。但是，如果因为大量喝水导致尿液稀释，条带会变浅甚至检测不出；或者因为长时间未喝水导致尿液被浓缩而使条带颜色加深。

7 留尿前可以喝水吗

如果检测前大量喝水，可以导致尿液被稀释，即使受孕时间较长也可能出现比较浅的条带甚至检测不出来。这种情况常常出现在同时要做 B 超和早早孕试验的时候。由于做 B 超要求憋尿，检查者往往会等到憋了尿做完 B 超再留尿送检，这时很容易出现假阴性的结果，就是因为尿液被大量稀释导致的。有经验的检验科医生如果看到非常清亮的尿液标本就会要求重新留尿再测，就是这个道理。如果自己在家里检测也应该避免在检测前大量喝水。

在孕早期，由于 hCG 浓度低，用早晨第一次尿的检出率会高一些。因为经过一晚的浓缩，尿中 hCG 的浓度会相对升高，更易于检出。

8 早早孕试验阴性、阳性分别有什么意义

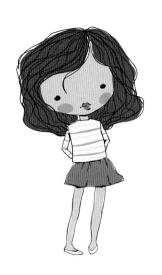

出现阳性结果，无论条带深浅，绝大多数情况下，都意味着怀孕成功。但是，极个别的情况会出现假阳性的结果，例如有血液污染或者尿中含有蛋白，也可能是某些药物的干扰。假阳性的结果并不代表你已经怀孕。无论如何，出现阳性结果应及时到医院进一步就诊。

如果检测结果是阴性，并不代表没有怀孕，只能说明本次测定还不能检出。不过，首先应该排除以下可能性：

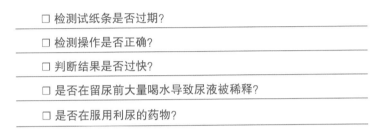

□ 检测试纸条是否过期？

□ 检测操作是否正确？

□ 判断结果是否过快？

□ 是否在留尿前大量喝水导致尿液被稀释？

□ 是否在服用利尿的药物？

如果排除以上问题后测定结果还是阴性，可以隔几天再次测定，必要时可到医院测定血液中 hCG 浓度。

9 什么是参考值范围

当我们拿到一张检验报告单时，经常会看到某几个项目的结果后面跟着一个向上或者向下的箭头，这表示结果超过了**参考范围**（又称参考区间，旧称正常值、正常范围）。而孕妇检验报告单上的箭头可能会比普通人更多。这是不是代表结果不正常，身体有什么问题？尤其是看到那些号称为肿瘤标志物的项目后面出现了一个向上的箭头，孕妈们心里可能更为紧张。其实，我们如果了解一些有关参考范围的常识，面对报告单中的箭头，完全可以淡定很多。

顾名思义，参考范围是供参考的一个范围，我们需要

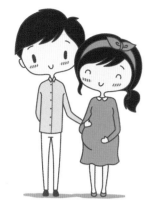

放轻松，其实没啥～

将当前的结果与给定的范围比较，并且联合其他信息进行综合分析，才能明确这个结果真正的意义。所有医学数据只有综合分析才能得出科学的结论，切不可断章取义。

例如，正常人心率为 60~100 次 / 分，如果经常跑步或身体状况良好，心率可能低于 60 次 / 分，因此每分钟 55 的心率也可以是"正常"的。当跑步或者爬山时，心率可能达到 120 次 / 分，那么对于静息心率而言是高的，而对于这种活动状态下的心率则是"正常"的。

10 参考值是怎样建立的

简单来说是通过对大量健康人群的样本进行检验并统计"正常"的值是多少。确定某一参考范围的第一步是要确定参考范围适用的人群，例如 18~45 岁的健康女性。然后募集一定数量的这类人留取样本（血、尿等）做某项检验。最后对检验结果进行统计。一般会排除数据两端各 2.5% 的极大值和极小值，取中间 95% 数据计算参考范围（为方便理解，此处只列举最简单和常用的方法）。

通过上面描述，我们知道了建立的参考范围是针对特定人群的。如果把这个参考范围用于另一个人群，可能会发现很多正常人的结果也不正常了。所以参考范围要做到专人专用。妊娠是一个正常而又特殊的生理周期，人体的生理生化发生了诸多变化，因此怀孕的女性有自己的一套参考范围。

11 参考范围、检验结果的影响因素

　　检验结果的参考范围受很多因素的影响，包括地区、种族、年龄、性别、特殊生理周期（例如月经周期、孕期）等，还与检测的仪器以及所用的试剂有关。

　　实验室检验报告单上的参考范围一般会自动与年龄、

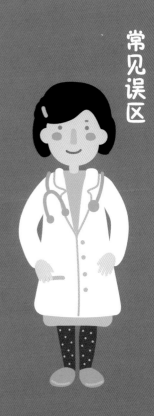

常见误区

误区一

"检验结果异常一定是身体出了问题。"

　　一项检验结果超出参考范围可能表明一个问题，也可能不是。一个健康人完全有可能出现多个检验结果不在参考范围内。在制定参考范围时，有5%的正常人会被排除在外，很可能您就落在这5%中了。另外，有许多事可以让您检验结果不准确：血糖高可能是与饮食有关而不是糖尿病引起的。由于在做检查前未空腹，血脂结果可能会高。最近饮酒过度可能引起转氨酶暂时偏高，而不是肝硬化的信号。检验结果有时会受到一些药物的干扰，导致结果假性增高或降低。必要的时候，医生会根据您的情况进一步检查。

误区二

"如果我的检验结果都正常，我就没什么好担心的了。"

　　这当然是好兆头了，但这仅仅是一次检验，并非保证书。有很大一部分健康人与病人的结果是重叠的，因此仍有很小的可能性未查到问题。就像某些健康人的结果落在参考范围以外一样，某些病人的检验结果也会落在参考范围内。如果您遵循着健康的生活方式，那么把它看作好兆头，然后坚持下去。但如果有高危行为，比如酗酒或者有不良饮食习惯，它也仅仅表明"目前是好的"，潜在后果还没出现。一项好的检验结果并非一张不健康生活方式的通行证。

　　如果您曾经有过异常的检验结果，那么正常的结果当然是好消息了。但建议您继续健康的生活方式，并定期监测。

性别建立对应关系。但可能在有些实验室还做不到，因此遇到此类问题时最好咨询专科医生。

如果某项指标的参考范围与地区、种族、生理周期有关，但即便是发达地区的医院也很难通过检验报告体现这种差异。例如，孕妇很多检验指标的参考范围应该与非孕期女性不一样，但是检验报告上列出的往往是针对非孕期女性的，所以这些结果是否异常也需要由**专科医生**来判断。

除了以上因素外，地区、饮食习惯、运动、饮酒、吸烟甚至采血姿势都会影响检验结果。例如，西藏居民的血红蛋白比平原居民高很多；素食者容易缺乏维生素 B，进而出现高同型半胱氨酸血症；运动会使肌酸激酶（CK）的结果升高；吸烟者免疫球蛋白 G（IgG）低于不吸烟者，而癌胚抗原（CEA）偏高。由躺着采血转换到直立姿势采血，白蛋白和钙的水平会增加。

采用标准的方式采集标本很重要，因此应遵从医生对检查前准备的指导。例如早晨起来后按要求空腹去采血，这样您的标本会尽可能与参考人群接近，结果更具有可比性。把生活习惯告诉医生可能更有利于对结果的解释。

12 孕妇的血糖水平如何判断异常

孕检时都要求进行糖尿病筛查，一般会首先要求做一个 50g 糖试验，根据这个结果判断是否进行葡萄糖耐量试验（OGTT）。判断这个试验的结果或者诊断糖尿病时，我们并不用参考范围，而只判断结果是否高于或低于界值，也被称为"医学决定水平"，而不是关心"正常"范围。这类项目检验报告单上的参考范围往往也使用医学决定水平。需要注意的是，妊娠期糖尿病有一套自己的诊断标准。

13 孕期有哪些检验结果与常人不一样

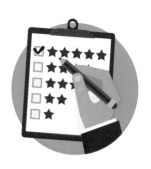

女性怀孕后在体内会产生大量的雌激素、孕酮、泌乳素和皮质类固醇，影响母体的代谢、生理和内分泌系统，体内的很多生化指标会随之发生变化。因此，很多针对非妊娠女性的参考范围对于妊娠女性是不适用的。孕期的变化主要体现在以下几个方面：

血液学变化： 血容量平均增加 45%，血红蛋白浓度、红细胞计数下降；白细胞计数升高，抗感染能力增强；凝血功能增强。

生物化学变化： 电解质基本不变；血脂包括甘油三酯、胆固醇、磷脂、游离脂肪酸明显升高；白蛋白降低，球蛋白轻度升高；碱性磷酸酶活性明显升高；肾小球滤过率增加，血肌酐、尿素、尿酸在早期轻度降低，后期略升高。妊娠后期的尿酸水平可高于非妊娠期。孕妇可有尿糖出现，尿蛋白排出量也增加。

内分泌变化： 人绒毛膜促性腺激素（hCG）、雌激素、孕酮、泌乳素、皮质类固醇激素明显升高，甲状旁腺素升高，甲状腺激素 TT_4、TT_3 也升高，FT_4 浓度在妊娠中、晚期轻微下降。黄体生成素、卵泡刺激素分泌受抑制。

14 什么是 TORCH 检查

妊娠期 TORCH 筛查中的"TORCH"一词最早由美国埃默里大学免疫学家 Andre Nahmia 于 20 世纪 70 年代提出。专指发生在孕期的各种微生物感染。TORCH 的英文含义是"火炬"，以此引起人们对母婴传播的重视。从 TORCH 概念的提出，已近半个世纪过去了，经过几十年的实践，对其

▶ 问题

王某，28 岁，怀孕 4 个月时超声检查发现胎儿小头畸形，CMV-IgM 抗体可疑阳性，要求引产。

迷你百科

何为 TORCH 检测？

TORCH 是特殊病原体的检测，即弓形体、风疹病毒、巨细胞病毒及单纯疱疹病毒，是病毒的英文缩写：

T：弓形虫
（Toxoplasma gondii）

R：风疹病毒
（Rubella virus）

C：巨细胞病毒
（Cytomegalovirus）

H：单纯疱疹病毒
（Herpes simplex virus)

O：其他
（Others）

简称 TORCH 检测。这些特殊的病原体是引起胎儿宫内感染，造成新生儿出生缺陷的原因之一。一般在准备怀孕之前的三个月进行抽血检查，特别是对于经常接触孩子的职业或者喜欢吃生肉、寿司、三成熟牛排的女性，更加不能忽视这个检查。

他微生物中乙型肝炎病毒（HBV）、人类免疫缺陷病毒（HIV）、梅毒螺旋体在孕期筛查的重大意义业已得到公认，但对 TOX、RV、CMV 及 HSV 四种病原体抗体检测的筛查的价值，至今医学界仍存有争议。

随着产前诊断技术进步，特别是胎儿超声诊断技术的提高和磁共振技术的引进，发现愈来愈多的胎儿先天畸形与 TORCH 感染有关。自 2008 年以来，欧洲和北美一些国家先后由政府和妇产科协会批准颁布了孕期巨细胞病毒、风疹病毒、单纯疱疹病毒、弓形虫筛查诊断指南。2011 年中华医学会妇产科学会产科学组编写的《**孕前和孕期保健指南**》(第 1 版) 将 TORCH 筛查列为孕前三个月首选备查项目。

上个世纪末，国外也有很多专家反对这种筛查打包的方式，主张按孕妇的具体情况选择筛查项目。总之，孕早期感染风疹病毒、水痘病毒、巨细胞病毒或弓形虫可引起胎儿畸形，所以有条件，相关孕前检查可以减少胎儿畸形的发生。

15 是不是每个孕妇都要做 TORCH 检查

迷你百科

TORCH 感染的共同特征

孕妇无症状或症状很轻，病毒通过胎盘引起宫内感染，可以导致早产、流产、死胎或畸胎等；病毒通过产道或母乳感染新生儿，可以引起新生儿感染、多系统器官损害，智力障碍。但是我们也要知道，孕妇感染，胎儿不一定感染，胎儿感染也不是一定会造成出生缺陷。

如果孕期接触过某种感染性疾病或疑似感染病人，或者之前的孩子出生时先天性畸形，怀疑是被相关病原体感染了所导致时，可进行 TORCH 检查。

另外，**孕前检查**某些 TORCH 抗体意义更大，如怀孕前筛查风疹病毒抗体，阳性意味着具有终生保护作用，怀孕后不需要对风疹病毒抗体进行监测；如果怀孕前风疹病毒抗体筛查为阴性，受试者应当进行风疹疫苗接种，6 个月以后怀孕，因为已经接种疫苗具有保护作用，妊娠期也不需要对风疹病毒抗体检测。

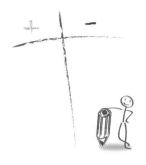

16 怎么看 TORCH 检测的结果

TORCH 检测的是体内对这几种病原体是否形成抗体，检查的结果包括 **IgG** 和 **IgM** 两项指标。简单理解，IgG 阳性提示既往感染，多数是有抵抗力的意思，是没有问题的；IgM 阳性则提示正在感染，需要继续随诊来明确诊断；IgG 阴性就是没有感染过，也没有抵抗力，如果属于容易接触或者感染的人群，应该在准备怀孕之前一个月打相应的疫苗。

17 TORCH 检测阳性了怎么办

IgG 抗体阳性说明曾经被感染过或是正在感染过程中，区别这两种情况有时比较困难，双份血清抗体血清学检测可能有些帮助。即间隔 2~3 周再次抽血检查，通过比较两份血样中抗体的含量，判断 IgG 水平是升高（提示新近感染）还是稳定的（提示既往感染）。

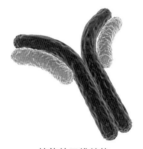

抗体的三维结构

IgM 抗体阳性提示近期感染，但由于检测方法的局限性，可能会出现假阳性结果，因此不能直接根据这项结果得出感染某种病原的结论，需要由临床医生结合孕妇的病史、症状以及进一步的病原体检查结果进行综合判断。如果怀疑孕妇或新生儿感染了其中一种病毒，即使结果是阴性的，也应该针对怀疑的感染再用其他试验检查确认。

如果两周后再次抽血检查，仍为 IgM 阳性，则有可能是个人体质的因素或者实验室检测误差造成的；如果两周后再次抽血检查结果为 IgM 转为阴性，而 IgG 阳性，则提示感染。如果是正在感染，需要治疗后才能怀孕。

弓形虫、风疹等感染源，只要在日常生活中注意洗手、做菜时生熟分开，充分煮熟，一般都能避免被感染。

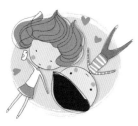

备孕指南：TORCH 的时机

要诊断是否感染了某种 TORCH 病原体，需要更多的特异性确诊试验，使用其他方法对目前检测结果进行验证。

☐ 对可疑感染的孕妇进行产前诊断，可检测胎儿脐血病原体特异性 IgM 抗体，或检测羊水标本病原体核酸。

☐ 新生儿出生后疑似 TORCH 感染，可检测其血清特异性 IgM 抗体，尿标本或唾液标本巨细胞病毒培养，或核酸检测。

☐ 疑似新生儿疱疹感染，可采集疱液或皮损标本进行疱疹病毒培养或病原体核酸检测等。

19 孕前检查风疹病毒抗体阴性，准妈妈们需要打疫苗吗

孕早期暴露于风疹病毒会造成先天性风疹综合征，包括神经性耳聋，青光眼、白内障等眼部异常，动脉导管未闭、室间隔缺损等心血管畸形，智力发育迟缓，小头畸形，脑瘫等。大多数女性在儿童时期接种过风疹疫苗，对于没有接种疫苗史的女性，可以在孕前检查风疹病毒抗体，如果阴性，建议接种疫苗或者孕期定期复查至 20 周。在接种疫苗后的 1 个月内应避免怀孕。

孕前检查 TORCH 一般不主张怀孕后再做检查，因为如果没有怀孕之前的结果相比较对照，就会陷于两难的境地，不容易判断是孕妇真的感染了，还是个人体质、实验室误差等因素造成的假阳性。

建议那些在怀孕期间出现过不明原因发烧、皮疹或者接触过病毒感染患者的孕妇进行检测，如果是在怀孕后可疑 TORCH 感染，则需采取其他检测方法如抽取羊水进一步确诊。

若其他感染指标仍为阳性或胎儿情况不佳，发现畸形等问题时，需要慎重考虑是否终止妊娠。

▶ 问题

王某，26 岁，孕前检查 TORCH 中风疹病毒抗体阴性，需要先打疫苗吗？

20 备孕前多久不能做 X 线放射检查

卵巢中卵泡的募集、增生、排卵，大概需要 3 个月时间；同样，精子的生长周期也是 3 个月。所以有建议 X 线检查后最好 3 个月怀孕之说。

一直以来我们认为，在停经的 1 个月内，前 2 周卵泡发育，还没有形成受精卵，后 2 周受精卵形成，但是对外界十分敏感，很容易因为有影响而被淘汰，所以有停经 1 个月内放射线的影响是全或无。也就是说，如果有射线影响，孩子会被自然淘汰；反之，存活下来的胚胎就没有受到射线影响。在停经 1~3 个月时是孩子的生长发育期，可能有影响。

放射线对不同时期的胚胎，影响效应不同。在受精 9 日内（着床前期）接受 100mGy 的放射线会引起流产；在器官形成期（2~8 周）接受 100mGy 的放射线会导致畸形；在胎儿期（8~25 周）接受 120mGy 的放射线会引起大脑发育延迟；整个妊娠期间接受 10mGy 的放射线可能将来致癌。

我们还要知道"照片子"的类型和部位不同，影响也不同。孕妇接受腹部 CT 检查时胎儿可接受的剂量最大是 8mGy，而胸部 CT 时为 0.06mGy；一张骨盆正侧位 X 线片时胎儿可接受的剂量为 300μSV，胸片时小于 2μSV。台北到美国西海岸乘飞机所接受的剂量达 90μSV，所以，以胎儿接受 X 线照射作为由终止妊娠的理由并不充分。

▶ 问题

李某，28 岁，停经 40 多天，查怀孕了。可是 3 周前因为脚扭了，照过下肢 X 线检查，纠结万分，担心会生个不健康的宝宝，要求流产。因为 X 线检查的门口写着"孕妇禁止"，并且有建议拍片后 3 个月避孕。

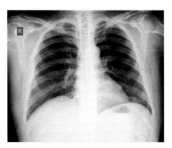

胸片

① 赵某，女，37岁，有一个健康的孩子。想生二胎，但是，由于丈夫的姐姐生了一个孩子，患有自闭症。担心自己高龄，会不会也生个自闭症的孩子，想做基因的检查来除外这种情况。

② 钱某，女，26岁，姐姐的孩子是苯丙酮尿症，要求做基因孕前检查，担心自己的孩子将来会是苯丙酮尿症。

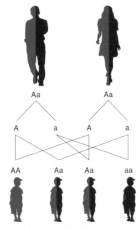

苯丙酮尿症是一种常染色体隐性遗传病，父母均为携带者时疾病传给下一代的几率是25%

21 家族中有遗传病患儿，孕前必查基因吗

首先，赵女士已经生育了一个健康的孩子，遗传应该没有问题。而且，高龄孕妇与唐氏儿等遗传性疾病相关，与自闭症的关系并不明确。此外，自闭症有相关的基因缺陷吗？好像还不知道，那么就算我们查了基因测序，我们也不能判断是否会和自闭症相关。所以，不建议此类人群孕前检查基因，即使查了正常，也不能除外发生自闭症的可能性。只有明确是遗传性疾病，染色体或基因检查才有意义。

与自闭症不同，**苯丙酮尿症**是遗传性氨基酸代谢缺陷疾病，常染色体隐性遗传。苯丙酮尿症（PKU）是由于苯丙氨酸（PA）代谢途径中的酶缺陷，使得苯丙氨酸不能转变成为酪氨酸，导致苯丙氨酸及其酮酸蓄积，并从尿中大量排出。临床表现不均一，主要临床特征为智力低下、精神神经症状、湿疹、皮肤抓痕征及色素脱失和鼠气味等，脑电图异常。如果能得到早期诊断和治疗，则前述临床表现可不发生，智力正常，脑电图异常也可得到恢复。

如果父亲或母亲有苯丙酮尿症基因但不发病的，就称为"携带者"。在携带者的每对染色体中既有一个正常基因也有一个苯丙酮尿症基因。携带者没有任何健康影响。当父母双方都是携带者时，他们就有 1/4（25%）的几率把苯丙酮尿症基因传递给子女，并导致子女一出生就患上苯丙酮尿症；子女从父母一方遗传苯丙酮尿症基因，而从另一方遗传正常基因的几率是 2/4（50%），这使得子女也成为一个和自己父母一样的携带者；此外还有 1/4 的几率是父母传递的都是正常基因，则其子女既不会患病也不是携带者，完全正常。

国内常见的致 PKU 基因突变的 7 种，这些突变均可以导致苯丙氨酸氢化酶（PAH）活性减弱或酶活性丧失。钱女士姐姐的孩子是苯丙酮尿症，钱女士可能是携带者或正常人。需要进行以上检测才能除外，或者先查钱女士姐姐和孩子的基因突变，再针对性地检查钱女士的相关基因。

22 夫妇血型不同，孕前需要查血型抗体吗

母婴血型不合主要有两种：RH 型和 ABO 型。当母亲血型为 RH 阴性，胎儿为 RH 阳性时，母亲可因 RH 抗原致敏产生抗体，此抗体经胎盘进入胎儿血液引起溶血。同样，当孕妇为 O 型血，胎儿为 A 或 B 型时，孕妇体内可产生抗 A 或抗 B 抗体，随血流进入胎儿体内就可产生溶血。由此可见，引起胎儿 RH 型溶血，其母亲血型一定为 RH 阴性，其父亲为 RH 阳性，胎儿亦 RH 阳性时才能发病。若父亲为 RH 阳性，胎儿为 RH 阴性时就不会得病。同理，ABO 溶血时，孕妇必为 O 型，丈夫为 A 型、B 型或 AB 型时，胎儿才有可能为 A 型或 B 型，从而产生溶血症。当然，如果父亲的血型为 O 型或 A2 型时，胎儿的血型就可能是 O 型或 A2 型，即使母亲为 O 型血，也不会引起血型不合。

RH 血型不合一般不发生在第一胎，是由于第一胎怀孕时，孕妇体内产生的抗体量较少，还不足以引起胎儿发病。随着妊娠次数的增加，若不予治疗，则胎儿溶血症会加重，常导致流产或早产。ABO 溶血症，病情较轻，较少引起胎儿死在子宫内，但它可在第一胎就得病。

母婴血型不合，也可生出健康宝宝。血型不合带给胎儿或新生儿的危害性已愈来愈被人们所重视，随着医学检验技术的不断提高，诊断血型不合的正确率大为增加。可用多种方法测定孕妇血清中有关抗体来估计胎儿的状况。此外，即使真的检验出母婴血型不合，也可通过现代医疗技术，以降低孕妇体内的抗体提高胎儿的生存能力，尽量延长其在子宫内的寿命，防止其过早离开母体，即流产或早产。

血型不合的孕妇要在医疗条件较好的医院分娩，尽量避免新生儿窒息。新生儿也要在儿科医生监护下，仔细观察黄疸或贫血症状，以便尽早采取治疗措施。对最严重的溶血患儿，还可采用换血疗法，使濒于死亡的溶血儿获得新生。

对于李女士来说，不需要在孕前进行 ABO 抗体检测。

▶ 问题

李某，女，26 岁，血型 O 型，丈夫血型 A 型，听说怀孕容易血型不合，出现胎儿水肿、新生儿溶血，孕前检查需要查抗 A 抗体吗？

为防止多次妊娠使孕妇血中抗体愈来愈高而引起血型不合的危险性，就不应该多次做人工流产，避免第一胎人工流产，可以间接地减少血型不合的问题。

迷你百科
警惕母婴血型不合溶血症

以下人群需要警惕母婴血型不合溶血症：

⊙有过死胎、死产、新生儿黄疸或原因不明性先天性脑损害者；

⊙孕妇年龄超过 35 岁；

⊙孕妇为 O 型、丈夫为 A 型、B 型或 AB 型者；

⊙丈夫为 RH 阳性，妻子为 RH 阴性者，再次怀孕时。

23 孕前需要接种的疫苗有哪些

孕妈妈的免疫功能是低下的，因此在孕前检查中，对乙肝五项均为阴性者，可以在0~1~6个月接种乙肝疫苗三针；风疹病毒检测 IgM 阴性、IgG 阴性者，可以接种风疹疫苗；在流感大流行期，备孕妈妈可接种流感疫苗。在完成接种疫苗一个月后或待抗体产生后可以计划受孕。

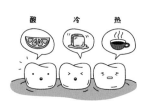

24 备孕为何需要做口腔检查

许多育龄妇女都会在计划怀孕前到医院做相关身体检查，但口腔健康状况的检查常被忽略，以致在以后的妊娠期间引发许多的口腔常见病。

很多人在怀孕期间容易引发所谓的妊娠性龈炎或牙周炎。实际上妊娠本身不会引起牙龈炎症，妊娠性龈炎患者一般在怀孕前已有不同程度的**慢性牙龈炎**，到了妊娠期原有的牙龈炎症更加严重。口腔状况良好的孕妇没有局部刺激的存在，并不会引起牙龈炎或牙周炎。有研究表明，怀孕期间牙周炎有时会引起早产。

妊娠期的妇女生活规律改变，进食次数增多，爱吃零食，又偏爱酸甜食物，加上经常忽略口腔卫生保健，孕前已有龋病者如未进行治疗，在孕后龋病可加重或导致龋齿数量增多，严重的龋坏会进展为牙髓炎或根尖周炎，引起疼痛等不适症状。如果孕妇因牙痛而进食困难，会导致营养摄入障碍，从而间接地影响胎儿的健康，增加低体重儿出生的风险。

所以，准备怀孕的妇女应该在怀孕前接受口腔健康检查，建立一个健康的口腔环境，从而避免在怀孕期间因为发生口腔急症所带来的治疗风险。

迷你百科
妊娠与口腔疾病

妊娠期间，由于胎盘分泌大量激素，常可引起牙龈增生，甚至产生牙龈瘤，导致牙龈出血、牙周炎的发生。

妊娠期的口腔保健不仅关系到孕妇自身的健康，还影响到胎儿的健康和发育。牙周的病原体经血液传播到宫内，增加胎儿宫内感染的风险，导致宝宝宫内发育的异常。

为此，在孕前建议检查口腔情况、洗牙、治疗龋齿，必要时拔除阻生的智齿，彻底清理口腔的病灶，为新生命的到来做好口腔的准备。

25 如何进行乳房的自我检查

准备要做妈妈了，宝贝的食物准备好了吗？孕前应该全面体检，争取做到科学孕育生命。那么，在乳房方面，孕前应该做哪些检查呢？

首先，应该做自我检查，学会乳腺自检对于所有女性都是非常重要的。

一般建议女性在每月月经周期中乳房既不充血、也不疼痛时做一次乳房自检，如月经干净后3天左右。许多医生建议女性在洗澡时进行自检，因为当手和乳房都潮湿的情况下更容易感觉到肿块。

自检时，端坐在镜子前，分别在双上肢下垂时和双上肢上举时检视乳房。观察乳房有无外形改变、皮肤凹陷和乳头异常。然后，取仰卧位，待检测肩下垫小枕，用左手中间三个手指的指腹，画圆圈样平移触诊整个右侧乳房，触诊要稍用力，力度像较轻的按摩；然后再以右手触诊左侧乳房。触诊每个乳房的顺序可以是从中心向外周，也可以是从上至下从内至外，或顺时针一周等都可以，只要能全面无遗漏就好。

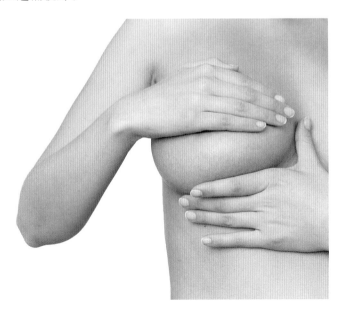

迷你百科

备孕时及早处理龋齿

备孕的女性应在妊娠前半年做口腔的全面检查，并及时处理各种口腔问题。

1 及早对龋齿进行治疗以免在妊娠过程中龋坏加深，防止病变涉及牙髓、根尖组织，造成炎症感染。对于牙髓炎和根尖周炎，在孕前早发现、早治疗可以得到有效控制。

2 对已有的牙龈炎及牙周炎进行洁治。控制牙菌斑，去除牙石等对牙周组织的局部刺激，将能有效地预防和减少孕期牙周疾病的发生。

3 拔除口腔内无保留价值的残根、残冠以及阻生智齿，消除可能发作的炎性病灶。智齿冠周炎是怀孕期间最常见的口外疾病，孕前的早期检查应及时对智齿阻生状况进行评估，采取治疗措施，避免孕期发作的不利影响。

4 如有牙齿缺失，要及时修复，如有牙需进行牙冠修复，应在孕前完成，以便恢复咀嚼功能，这样有助于食物消化、营养吸收，有利于孕妇健康和胎儿的生长发育。

如果发现乳房外形有异常或者摸到了肿块都应该及时就医，让专科医生判断是否有乳腺疾病，是否需要处理。乳腺超声检查是一种更为精确的检查手段，无放射性，非常安全，建议准备怀孕的女性在全面体检的套餐中加入乳腺超声检查。

作者简介

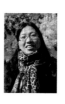

彭萍，北京协和医院妇产科副教授，专业：妇科计划生育。2003 年开始在北京协和医院妇产科工作至今。

夏良裕，北京协和医院检验科主管检验师。

崔京涛，主管技师。1990 年在北京协和医院检验科工作至今，目前在病毒室从事临床病毒学研究及常规工作。

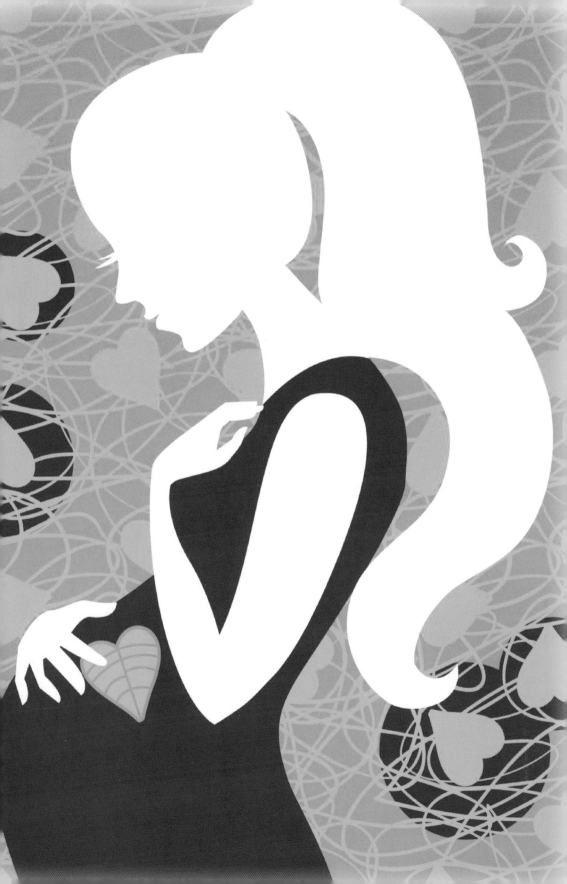

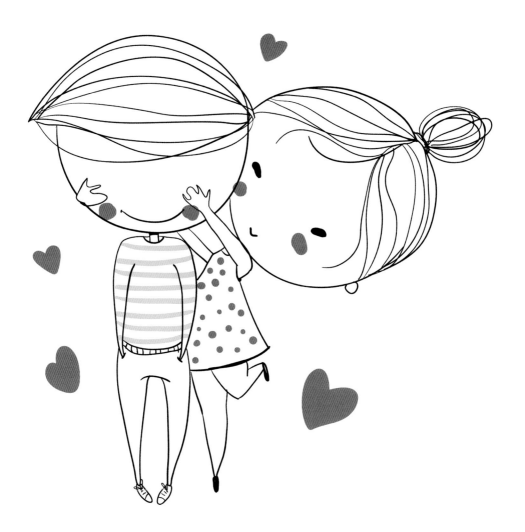

3

心情好，
孕才好

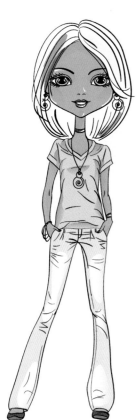

1 我没结婚，就想要个后代，能行吗

　　春燕最近一直很纠结一个问题，她想生个宝宝，但是不结婚，自己把孩子带大。春燕出生在一个破碎的家庭，在春燕的印象中，父母从来都是又吵又打，父亲的暴力、冷漠，母亲的软弱、抱怨，让春燕对家庭充满了恐惧，对男人充满了恐惧，她不想结婚。今年春燕32岁了，随着年龄的增长，她非常渴望有个寄托，希望能有个自己的孩子，用一生的时间好好爱他或她。每当看到小区里那些偎在父母怀里的小家伙，春燕就特别羡慕，万般喜欢。春燕有个男朋友，那个男孩各方面条件也都不错，对自己也很好，但是春燕就是听不得结婚这两个字，恋爱谈得很纠结，一度打算分手。那何不分手之前先怀孕呢？春燕这样打算着。出于谨慎，春燕还是打算做个咨询，是否真的可行呢？

　　春燕的遭遇和心情虽然值得同情和理解，但是做法是绝对不可取的。在婚姻咨询中，发现有不少女性因为受到这样或那样的伤害不愿意结婚，但是又渴望有一个孩子。心情可以理解，但是对孩子的健康成长造成的困扰和伤害是妈妈们所想不到的。

父母存在的意义，不仅仅在于照顾孩子的吃喝和各种花费，更多的在于孩子的心智成长上。父母亲对孩子的成长影响体现在以下几个方面：

首先，父母亲影响到孩子对于性别的理解。在父母共同抚养下长大的孩子，无论男孩还是女孩，对男性和女性的性别角色的理解，相对只有父亲或只有母亲的抚养长大的孩子而言，更为健康和完善。

其次，父母亲影响到孩子认知发展。不少研究发现，跟父亲交往较多的孩子，往往智商更高。这是因为父亲的活动往往跟冒险、探索、尝试、运动、动手操作、使用工具相关联，从而激起孩子的冒险精神、探索、创造力、想象力以及求知欲望等；主要由母亲带大的孩子，往往学到更多的语言知识、物品知识、生活常识等方面。

第三，父母亲影响到孩子性格品质的形成。父亲往往象征着勇敢、刚强、力量、权威、强壮、果敢、敢于冒险等，而母亲往往象征着温柔、善良、优雅、关爱、同情、美好、温馨、平静、坚韧等。父亲的男性特征与母亲的女性特征

迷你百科

性别角色

　　缺少父爱的男孩在思维方式和性别角色上更趋向于女性化，而缺少父爱的女孩在女性角色的形成上也受到不良影响，对男性的理解也较为空白。

　　缺少母爱的孩子同样在性别角色的形成上也同样产生不利影响。

　　总而言之，父亲和母亲对孩子的成长所扮演的角色和意义是不同的，都是至关重要，并且是持久、不可取代的。任何一方角色的缺失，都可能是孩子一生的遗憾，是孩子终生都需要成长的重要课题。

结合起来，能够帮助孩子形成较为完善的人格特质。

对于迫不得已缺失父亲或母亲的家庭，比如父亲在灾难中丧生或父母离异，专家建议采用其他方式补偿父亲或母亲的部分功能，比如现有的父亲或母亲扮演一部分的母亲或父亲角色，不管父亲还是母亲都要坚强、独立、勇敢，并充满柔情，以及孩子成长过程中遇到的师长、偶像、影视剧、文学作品中的人物都可以起到一定弥补缺失的父亲或母亲功能。

所以专家建议，出于对孩子的责任，春燕最好不要采用这种方式。同时，春燕自身不做调整，逃避婚姻，逃避异性，逃避问题，这对孩子的成长有百害而无一利，甚至会影响到孩子未来的婚姻质量。

2 那个事他不成，怀不上，怎么办

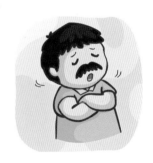

姑娘小李结婚比较晚，34 岁才和爱人小王步入婚姻殿堂。俩人都是初婚，婚后生活甜蜜幸福，但有个事不得不提上日程。俩人都是大龄青年，该立马要个孩子了，家里老人催得紧呢。可眼见两年过去了，小李的肚皮依然没有动静。俩人很纳闷，夫妻生活正常，怎么就怀不上呢？看着年龄慢慢滑过 36 岁，小李再也沉不住气了，言语间就有点抱怨小王，在夫妻生活上也变得很急切，完全奔着"造人"的目的去了。

有时候晚上小王洗漱完毕，刚想拿着手机看看新闻，小李就在床上催，一个枕头砸过去："你赶紧过来，孩子要紧还是看手机要紧哪！"看老婆发火了，小王赶紧扔了手机跑过去，"来了来了，老婆！"小李依然生气，就扭过脸不看小王，想着这两年来的努力，吃中药、看医生，为生个孩子受足了罪，眼泪就哗哗地流下来。小王百般陪笑脸，小李依然不依不饶："医生都说了，我的身体没问题，肯定是你那方面不行，你能力不行，你给不了我孩子！"听到这里，小王一下子如泄了气的皮球，耷拉着脑袋再也不说话。

从那以后，小王特别害怕过晚上，因为一到晚上小王就得执行任务，一执行任务就感到不行，一不行老婆就一脸怨气，一看到老婆抱怨，小王就感到越来越不行……最后小王终于爆发了，他对老婆大喊道："咱这孩子不生了，不生了！"小李哭着说："这难道是我的错吗？"

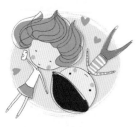

备孕指南

相信这样的场景，很多大龄夫妇会很熟悉。年龄大了，尤其是过了 30 岁，甚至是过了 35 岁，还没有孩子，若说不着急那是骗人的。于是很多人着急上火，火急火燎地结婚，火急火燎地备孕，火急火燎地等待，活得疲惫不堪。

欲速而不达，越是着急，越是不得要领，越是没有结果。怀孕这事，还真的急不得。就像案例中的小夫妻，一心想怀孕，却不知着急只会降低怀孕的几率。那么怎么样才能早一点怀上呢？

首先，了解怀孕的身体条件，包括精子和卵子都是健康的；精子能顺利通过阴道、子宫，到达输卵管，在输卵管与卵子结合成受精卵，然后受精卵顺利到达子宫内；母体内分泌功能保持正常；子宫内膜正常等。

孩子跟父母是缘分，要顺其自然，不要把生孩子当成一项硬性任务，人为地制造压力，其他家人也不要过分地期待孩子的降临，更不能想着一定要生个男孩或女孩，否则不利于怀孕。更重要的是，本来很美好温馨的夫妻生活，一旦目的性太强，就会变得索然无味，甚至产生恐惧心理，有的还会因此导致男方的早泄、阴茎勃起困难等病症。

如果夫妻性生活正常，在没有避孕的情况下大部分会在一年内怀孕，过了两年还没顺利怀孕，就要考虑不孕症。这时候夫妻俩需要到医院评估不怀孕的原因，夫妻同查。

其次，如果夫妻俩身体都很棒，性生活频率正常，那原因就是心理因素了。紧张、焦虑，太过于急切怀孕，会影响内分泌功能及激素水平，导致不孕或者"假孕"现象。

所以，在计划备孕时，一方面做好常规安排，包括孕前检查和咨询，提前三个月吃叶酸，调整饮食习惯和睡眠习惯，适当运动，保持心情愉悦，以及做好其他的安全措施，剩下的就是安心等待，好好过当前的生活。跟小宝宝的邂逅总是在不经意间，有一天你会发现，嘿，怀孕了。

3 备孕先备"爱"

每个孩子都是可爱的天使。你真的准备好要一个孩子了吗？你真的喜欢孩子吗？你真的懂得什么是爱吗？生育虽然是一种本能，但人对孩子的爱，是更多的带有社会属性的爱，而不仅仅是动物世界中的生理本能。我们先看一个案例。

一个母亲带着两岁的幼儿哭诉，宝爸经常打宝宝，每次用手打了不解气，还用皮带打，下手残忍，宝宝的脸经常被打肿，这次还把鼻子打出血了。宝妈每次去抢宝宝，都被宝爸关在门外。这次直接把宝宝的裤子脱了，用皮带抽，边打边对宝妈说，不要以为你怀胎十月生下儿子就怎么样，他是我儿子，以后我教训我儿子你敢管试试？我照死里打！儿子动不动就哭，都是你娇惯的，这么小就不听话，大点了还管得了吗？还不得杀人放火啊！

再看一个案例。

有对夫妇因为各种原因要孩子比较晚，38岁才生下儿子，孩子活泼可爱。夫妇俩爱得不得了，照旁人的话说，爱得都不知道怎么爱了。慢慢地，孩子长大了，但不知道为什么，妈妈跟孩子从来都是冲突不断，妈妈是火爆脾气，动不动就跟儿子吵起来。儿子今年上初三，按道理来说学习压力应该很大才对，可是儿子一点状态都没有，打游戏、看电视，写作业马马虎虎，各种问题层出不穷。妈妈一看儿子不学习了，就气愤地提高声音，呵斥儿子赶紧滚回屋写作业去，儿子噘着嘴坐到书桌前，但是效率并不高，磨磨蹭蹭。

妈妈很烦恼，她说，我很爱儿子，给他吃好的、穿好的，买iphone手机，每年出国旅游。可是看他不学习就气不打一处来，看我同事家那孩子，学习多棒，多听老师话，我们这儿子倒好，就这德性，没有一点优点！而且还不自信，只会看我脸色办事，我一拉下脸，就赶紧过来哄我，我只要一高兴，就原形毕露，啥玩意儿这是！

这两个案例应该是我们身边常见的，虽然体罚孩子现在已经不多了，但也时常发生。打骂孩子的背后是可怕的无知，对教育的无知，对做父母责任的无知，对爱的无知。还有很多父母，打着爱孩子的名义伤害孩子，错把爱的方式当成爱，以为物质上的供养就是爱了。这多么让人心痛！

所以，备孕要先备"爱"，备着满满的爱再去怀孕要孩子。

迷你百科

爱的反面

爱的反面表现有：

◉ 不了解孩子的成长规律，无原则的体罚孩子，打骂孩子；

◉ 物质上的过度给予；

◉ 无原则的溺爱，放纵孩子的不良品行；

◉ 不尊重孩子的自尊，以家长的名义压抑孩子；

◉ 不给孩子解释和交流的机会，武断作出判断和决定；

◉ 不给孩子平等沟通的机会，从自己的角度考虑问题。

4 什么是对孩子的真爱

爱是无条件接纳和尊重。无条件接纳，是指单纯地爱这个孩子，尊重孩子的成长规律，尊重孩子的与众不同，尊重孩子按照自己的意愿成长，尊重孩子成为自己，而不是

不要扼杀孩子的个性

当孩子并不是你想象和希望的样子，我相信很多人都会紧张、焦虑、担忧、着急、愤怒，采用催促、唠叨、呵斥、吵架等方式来解决，渴望尽快地鞭策孩子变成自己想要的样子。虽然最终孩子被培养成了"好"学生、"好"孩子，但是孩子的创造性、鲜明的个性、潜力都受到扼杀，变得平庸、无奈、失衡，甚至积累下严重的心理问题，在将来的某个特定时刻爆发出来。

附带别的条件，例如爱他长得漂亮、学习好等等。真正的爱，应该是陪伴、引导和等待。

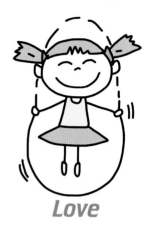

爱是积极关注。无条件接纳孩子，不代表忽视或漠视孩子的成长。孩子的每一个情绪和行为的背后，都代表了孩子的心理成长历程，家长需要根据孩子的表现掌握每个年龄段孩子的发育规律。当发现孩子的生理或心理明显偏移同龄孩子时，需要引起重视，并积极干预。如果发现孩子的发育都在一定范围内，家长只需要耐心地等待和背后悄悄地付出即可。

爱是聆听和分享。很多家长，从来都羞于或不屑于让孩子分享自己的事，也不愿意低下身来聆听孩子的声音。真正的爱是平等的，是一个生命喜欢另一个生命的感情，爱也是能够尊重另一个生命的独立性，所以，爱意味着认真聆听，也意味着分享，即便他或她只是个孩子。

爱是拥抱。当孩子哭泣的时候，他或她那小小的心灵里，

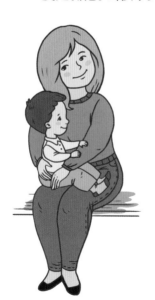

需要的不是大人烦躁的漠视"一点小事，有什么好哭的，赶紧写作业去"，也不是大人深重的讲道理"你应该这样，你应该那样"，更不是自以为是的批评"你怎么会这么做呢，傻透了"……孩子需要的是认同和理解他或她的情绪，您只要轻轻把孩子拥在怀里，告诉他或她"噢，你很难过，感到很委屈，你觉得应该这样做……"就可以了。

爱是有原则，不放任。有的家长看不得孩子哭闹，看不得孩子

受一丁点皮肉之苦，明知道孩子的行为已经越过底线，但为了看到孩子的小模样，依然放纵孩子胡作非为。孩子犯了错，不是让孩子自己承担和解决问题，而是亲自出马，托关系、砸钱摆平，然后轻言软语说孩子几句完事。孩子自以为这世界是他或她的，下次继续犯错，小时候是小错，大了就是大错。这不是爱，这是溺爱，给孩子未来埋下祸根，是变相地害孩子。什么是原则？孩子虽然小，但是也需要遵守规则，遵守基本的行为标准和道德规范，从小要让孩子遵守规则，对生命对大自然对社会规则有敬畏感，而不是要什么就得有什么。

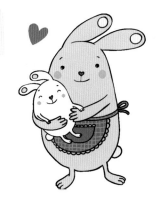

5 备孕先备夫妻规划

　　宝宝一岁了，很是聪明漂亮。可是小常很纠结，她想离婚，看着活泼可爱的孩子，这个想法又咽了回去。

　　小常跟老公结婚三年了，谈恋爱那会倒是甜蜜幸福，虽然小常当时也意识到两人之间的差异，但恋爱的幸福早把日后生活的可能性给盖个严严实实。婚后在一起生活，问题逐渐显现出来。俩人当初是大学不同院系的同学，小常努力、勤奋、责任感非常强，品位优雅，未来人生目标明确，无论学习还是工作，都很出色，但脾气急，火急火燎、缺乏耐心。

　　而老公却相反，虽然人品很好，很善良，能为别人着想，付出较多，但缺点也一大堆，性子慢慢悠悠，没啥上进心，喜欢拖延，而且马马虎虎，又比较莽撞，不太爱干净，脏袜子到处扔。两人性格的差异导致冲突不断，尤其是孩子出生后，小常既要忙工作，又要忙孩子忙家务，非常辛苦，可是老公却优哉游哉的，看着满屋子乱糟糟的就跟没事人似的。小常跪在地上擦地板，让老公照看一下孩子，他嘴里说着"宝贝，小心点儿啊"，手里却拿着手机看个不亦乐乎，压根不管孩子是否跌跌撞撞。小常一下子站起来，刚想发火，正好迎上孩子的目光，小常只好赶紧换上笑脸，硬生生地把火气压了回去。不仅如此，对老公的缺少上进心，小常也心烦不已，生活压力大，老公压根不考虑这些，业余时间也不学习，就喜欢拿着手机玩。小常就感到很失望，非常失望，不止一次地想到离婚，可孩子怎么办呢，让孩子失去父亲吗？

　　这个案例，相信很多婚后的小夫妻都很熟悉，婚姻中所谓夫妻规划，也即通过规划技术，使得夫妻双方在信念上保持一致、价值观相同以及性格吻合。这样的夫妻关系是比较不错的，即便是生活习惯上有差异，也能够有良好的沟通，逐渐保持步调一致。

那么如何做夫妻规划呢？两个方法，一是到专业的规划机构做，二是夫妻之间自己在生活中调整。

专业机构的做法如下，首先通过国家认证的专业测评工具了解夫妻双方的特点，包括潜能、人格、兴趣、综合潜能优势差异，以及夫妻之间的匹配度。在同一个评价标准下，找到夫妻的相同点和不同点，就夫妻之间的信念、价值观、性格、未来发展等问题展开规划，以期达成共识。

的生活远不是谈恋爱那么简单。俗话说，恋爱是两个人的优点相处，而婚姻却是两个人的缺点相处。恋爱时，往往放大优点忽略缺点，而结婚后往往放大缺点忽略优点，所以人们常说，婚姻是爱情的坟墓，事实上，不是人变了，而是**角度和氛围**变了。

可惜的是，很多人不明白为什么变了，采用争吵、冷战甚至打架发泄不满，到头来彼此伤痕累累，孩子更是深受其害。在家庭当中，最核心的关系不是亲子关系，而是夫妻关系，良好的夫妻关系是保证良好的亲子关系的前提。所以从孩子的成长角度来讲，父母最重要的是给孩子提供一个温暖和幸福的家庭，备孕先备夫妻规划。两口子先把自己和夫妻关系规划好了，再准备要孩子。

夫妻之间如果问题不大，也可以自我调节，当然调节不了还是找专业机构比较好。怎么调节呢？夫妻双方首先要有比较好的沟通意识，能够坐在一起沟通和讨论，并且都能够认识到夫妻关系的重要性。其次，夫妻双方分别写下自己想要的和自己不喜欢的，然后放在一起比对，彼此清楚对方究竟想要的是什么，自己不喜欢的又是什么，然后尽可能达成共识，在一个相对安全和自由的范围内做调整。第三，夫妻双方要明白，一个人不能改变另外一个人，除非他或她自己想要改变，一个人也只能影响另外一个人。所以，只要结婚了，夫妻双方就要树立一个信念，那就是无条件接纳，接纳全部，而不是只接纳自己喜欢的那部分，而不接纳自己不喜欢的那部分。

6 家庭成员过分看重未来孩子的性别吗

受中国传统旧俗的影响，很多人还是非男孩不要，这不仅给产妇带来巨大的伤害和压力，也给出世的孩子带来阴影，对成长很不利。年轻的朋友，你们解决好这个问题了吗？

"哇……"一声嘹亮的婴儿啼哭声传遍了整个产房，经过一天一夜的努力，刘丽感到疲惫不堪，听到护士说："女孩，六斤八两，母子平安"时，才终于放松下来，她好想好好睡个觉啊。产房外焦急的公公婆婆不停地打听："生了没有？男孩女孩啊？"当得知是女孩时，婆婆看都不看就甩脸离去，一旁的公公讪讪地说："那就再生一个吧。"老公愁眉苦脸，无奈地对刘丽说："唉，怎么就是个女孩呢，白给算命的两百块钱了。"刘丽强撑起身子，愤怒地大喊："女孩怎么了？你妈当初不也是女的吗？"老公没好气地说："这二老不是想要男孩吗？我们就得生啊，再说还要靠他们帮着带孩子呢！"

靠男性生活；自然生产力低下，家庭里需要男劳力干农活，因此男孩很重要。在当前的信息化时代，男女平等，女性和男性一样承担起家庭和社会的责任，农业基本上都实现了机械化操作，纯劳力干活的情形也一去不复返了。因此，我们也需要更新观念，男孩女孩都是父母的心肝宝贝。

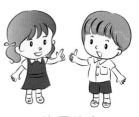

生男生女
都一样!

从生物学的角度讲，生男生女还真不是由女性决定的，而是由男性决定的。男性的性染色体是由 X 和 Y 染色体组成（XY），女性的性染色体均为 X 染色体（XX）。孩子的染色体中一半来自父亲，一半来自母亲，如果是 X 精子与卵子结合，则受精卵中的一对性染色体为 XX，胎儿就发育成女性，如果是 Y 精子与卵子结合，则受精卵中的一对性染色体为 XY，则胎儿就发育成男性。因此，生男生女决定于男方的精子所携带的性染色体是 X 还是 Y，而与女性的卵子无关。

当然，为了给孩子创造一个和谐温暖的家庭氛围，小夫妻在备孕时务必要在孩子的性别上跟家人达成一致，不管生男生女都好好疼爱，并且照顾好产妇的产后生活。

迷你百科
两种无知的错误

孩子的性别在受精的那一瞬间就已经决定了，不少人把生女孩的责任归罪于女人的肚子不争气是完全没有道理的。而婆家人包括老公因为生了女孩给媳妇脸色看是非常不公平的，也是无知的表现。

有的家庭偏爱女孩，从小把男孩当成女孩打扮和抚养，以致孩子长大对自己的性别不接纳，这也是不对的。

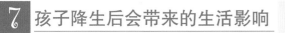

7 孩子降生后会带来的生活影响

办公室里结过婚的同事经常讨论是否要孩子的问题，

有的坚决要，有的坚决不要。坚决要孩子的就劝坚决不要孩子的同事，一定要生个孩子，不然老了多没寄托啊，这是中国，中国人都有儿孙情结。等到生了孩子，办公室坚决要孩子的声音就弱了大半。可见孩子的出生给生活带来的影响可不是一点半点，大家做好准备了吗？很多产后妈妈都说，相对于头三年养育孩子的辛苦，孕期的辛苦实在都是小儿科。

　　"叮铃铃……"随着闹铃声，小彭睁开艰涩的眼睛，冲着另一张床上的老公喊："老公，起床啦，快去做饭去！"老公"嗯"了声，拉上被子继续睡。过了十分钟，铃声再次响起来。小彭烦躁地喊了声："起不起来啊？都七点了，不上班了？"老公立马弹起来，赶紧穿衣服，嘴里嘟囔着，困死了，这熊孩子，半夜怎么就发烧了呢，就顾着伺候你了，我才睡三个小时啊。熟睡的小宝贝被吵醒，"哇哇"大哭起来。小彭赶紧抱过孩子喂奶。

　　40分钟后，老公把饭做好。小彭和孩子都起来了，老公给孩子穿衣服，小彭洗漱。然后一家人匆匆忙忙吃饭，小彭先喂孩子吃饭，老公吃完了照顾孩子，小彭再吃。顾不上收拾乱糟糟的家，小彭赶着上班去，老公单位近就先把孩子送到爷爷奶奶家去。于是一天开始了。

　　到了晚上，老公去接孩子回家，小彭买菜做饭，照例匆匆忙忙吃饭。再给孩子洗屁股洗澡，大人洗漱洗澡。这就快九点了，小彭赶紧哄孩子睡觉，听说睡觉太晚对孩子身体不好。老公一边把脏衣服仍进洗衣机，一边收拾厨房，再忙着擦地。终于躺在床上了，小彭和老公都松了口气，一看钟十点了，相视苦笑一下，赶紧睡觉吧，明天还得接着"打仗"呢，希望宝贝今天晚上好好的，别闹别哭别发烧。

　　备孕不仅备怀孕，还要想一想孩子出生后养育的问题，这样不会到时候**手忙脚乱**。一般来说，孩子的出生会给日常生活带来如下影响：

　　第一，带来无限的快乐和欣喜。从孕育到分娩再到养育，个中辛苦自不必说，但是再累，只要看到小宝宝的笑脸和小模样，疲惫感也会变成甜蜜感。当孩子第一次会抬头，第一次会翻身，第一次会坐，第一次爬，第一次会喊爸爸妈妈，第一次会亲吻你，第一次能听懂你说的话，呵呵，

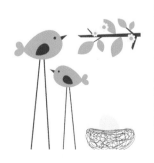

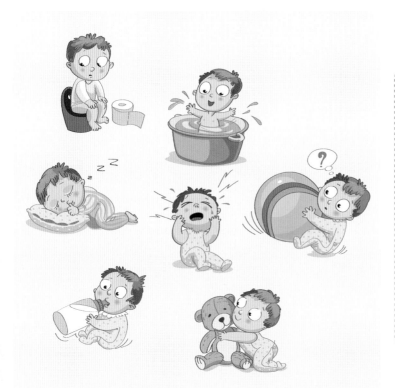

迷你百科

孩子会占用父母大量的时间

以前可以想看电视到几点就到几点，想玩游戏到几点就到几点，休息日想睡到上午就睡到上午，想睡到下午就睡到下午，可是现在不行啦。有了孩子，需要你喂奶喂药、喂辅食、把屎把尿、洗尿布、打防疫针、陪伴玩耍、晒太阳，还要买尿布、买奶粉、买零食、买衣服、等等。晚上得早点睡，以免第二天起不来，早上不能睡懒觉，因为孩子会揪着你的耳朵把你拽起来。

这恐怕只有当过父母的人才能体会。提前准备享受跟孩子的亲密时光吧。

第二，需要抽出时间学习养育知识以及早教知识。第一次当父母，各种忙乱是可以想象的。所以边带孩子就得边学习了，学习孩子的成长发育特点，学习孩子的吃喝拉撒睡，学习怎样把孩子养得又聪明又漂亮。

第三，孩子会拓展家庭成员间的关系。如果父母双方都上班，那么就要有人照顾孩子，要么是孩子的爷爷奶奶或者姥姥姥爷，或者是其他亲戚，或者是保姆，这样原来家中只有小夫妻两人就变成了一大家人。处理好这些关系就成了要准备的一项任务。

第四，开始考虑孩子的教育问题。孩子出生后，很快父母们就要考虑孩子的教育问题及经济问题。在哪里上学，所需要的大致费用，都要开始考虑了。尤其是户口不在所在生活的城市，就更要提前筹备。

8 母亲的极端情绪会影响胎儿发育

小李发现自己怀孕了，但却高兴不起来。就在上周，她察觉老公出轨了。本打算好好处理好这件事再要孩子，结果孩子却不请自来了。告诉老公还是不告诉老公？小李很纠结。告诉老公吧，好像自己拿孩子要挟他似的，不告诉吧，难道就这么下去？跟踪一段时间后，小李再也等不下去了，每天都感到怒火中烧。小李是个暴脾气，虽然表面上忍着，但是在家里却总忍不住对老公发火。终于有一天，小李对老公摊牌，要么离婚，要么结束出轨。老公起初不承认，后来架不住小李强硬的口气，只好承认，但他最后的一句话彻底伤了小李的心。他说，离婚吧，她也有了我的孩子。

闪电般的速度离婚，小李在接下来一个月的时间里都以泪洗面，除了老公背叛带来的痛苦，还有对腹中孩子的焦虑。犹豫再三，小李决定生下这个孩子，但第一次产检后的结果让她悲痛欲绝，胎儿发育迟缓，医生建议不要为好。

小李是不幸的，腹中的孩子更不幸。虽然孩子发育迟缓不一定是小李强烈的情绪波动造成的，但是母亲的情绪却对胎儿的正常发育产生不良影响。

迷你百科
孕妇情绪对胎儿的不利影响

孕妇情绪长期过度紧张，如发怒、恐惧、痛苦、惊吓、忧虑或严重刺激等，将对胎儿下丘脑造成不良影响，致使日后患精神病的几率比较大。即使能够幸免，也往往会出现低体重儿（此类婴儿好动、情绪欠佳、易哭闹、消化功能紊乱，发病率高）。

此外怀孕早期孕妇情绪的过度不安，可致胚胎发育不良，导致流产，并可引起胎儿唇裂及腭裂等畸形。在妊娠中晚期会引起胎儿心率增快或减慢，胎动增加，导致胎儿出生后体重低，心脏有缺陷，身体功能失调；还可造成难产及胎盘剥脱，子宫出血，甚至导致胎儿死亡。

据报道，长期处于情绪焦虑不安中的母亲所生的孩子往往躁动不安，易哭闹，不爱睡觉，这样的孩子长大后往往对环境适应不良。

许多人认为胎儿深居"宫"中，"两耳不闻宫外事，只管吃喝拉撒睡"，至于母体的状况对胎儿是没有什么影响的。事实上，这种看法是十分错误的。

在长达280天的宫内生活中，胎儿一方面通过胎盘和脐带从母亲摄取营养，排泄废物，另一方面又通过胎盘和脐带进行情感沟通。这是因为母亲与胎儿的神经系统之间虽然没有什么直接的联系，但当母体情绪变化时，能激起其自主神经系统的活动，于是由神经系统控制的内分泌腺就会分泌出多种多样的激素。这些激素又可以经过血液循环进入胎盘，使胎盘的血液成分发生变化，从而刺激胎儿的活动。有关专家认为，妊娠期间母亲心境平和，情绪较稳定时，胎心和缓而有规律。而孕妇情绪激动，则会造成胎儿

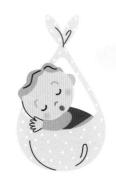

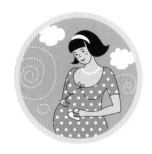

的过度活动和心率加快。当这种恶劣的情绪持续较长的时间时，胎儿活动的强度和频率可比平时增加 10 倍，并且会持续较长一段时间，从而给胎儿带来不同程度的伤害。

由此可见，保证胎儿健康发育的第一步，就是母亲要**保持好的心情**。一个心情愉悦的母亲和一个心情紧张、焦虑不安的母亲创造的是截然不同的胎教环境，它将转化为胎儿的身心感受，影响胎儿成长的整个过程。因此，每一个未来的母亲都应注意，千万不要忘了胎儿也是一个人，他的心灵在发育成长。为了孩子的身心健康，请您务必怀着对腹内胎儿的博大爱心，加强自身修养，学会自我心理调节，克服生活和工作中的压力，善于控制和缓解不健康的情绪，始终保持稳定、乐观、良好的心境，使您的小宝宝健康地成长。

要保持孕妇的平稳情绪，丈夫责任重大。除了要帮助妻子处理好日常琐事，疏导妻子的烦恼，更要培养自己的高雅兴趣，管好自己，并做好家务，认真工作，消除妻子的经济压力。切不可不管妻子，沉迷于电子游戏或者出轨，这对妻子的伤害是巨大的，对孩子的伤害也是巨大的。

9 孕期过于担心宝宝的健康怎么办

怀孕本来是件大喜事，可很多准爸爸准妈妈愣是在担忧中度过。担心宝宝有缺陷，担心宝宝营养不够，担心宝宝智商有问题，担心早教甚至担心宝宝皮肤将来可能会长痘痘。

第一次怀孕当父母，缺少经验，担心宝宝的健康，可以理解。但只要在正规医院按时产检，听从医生的吩咐，排除相关疾病，日常生活中注意作息和饮食习惯，注意保暖，不要感冒，不乱吃药，不乱补，不做剧烈运动，一般来说宝宝都会健康成长，不会出问题。相反，天天忧心忡忡，前怕狼后怕虎，这也怕那也怕，甚至自个儿瞎琢磨，害怕宝宝缺胳膊少腿儿的，这样只会增加心理负担，对胎儿发育反而不利。

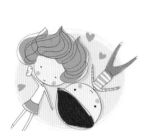

备孕指南

妊娠时，准妈妈出现身体不适，不要听信谣言，不要迷信经验，不要盲从网络信息，请及时咨询妇产科医生。

海岩已经怀孕5个半月，想想过去的几个月，夫妻俩过的真是心惊肉跳。先是孕早期出血，光保胎就在床上躺了一个月，然后是不小心感冒，不敢吃药硬抗了两周，再然后查出严重贫血，担心是地中海贫血症，又转院做筛查，再就是16周抽血做唐氏筛查时发现高危，又赶去大医院做羊水穿刺。现在过了5个月，终于一切OK。老公松了口气，哎呦妈呀，生个孩子这么难，累死我了。

海岩摸着逐渐隆起的肚子，皱着眉说，老公啊，你说我们宝宝会是健康的吗？B超单子上写的我们宝宝比实际孕周小两周，会不会发育迟缓啊，我看它那小胳膊好像也小的很，会不会一个长一个短啊。胎盘位置偏低，会不会营养不良呢。老公一听赶紧上来摸海岩肚子，不会吧，昨天产检医生也没说啥呀。海岩担忧地说，我最近眼皮总跳，昨天晚上做梦，我梦见孩子手指头数目不对。老公一听跳起来，啊，这是不是预示着什么呢，要不我们换个医院再去查查？

那么如果遇到了不清楚的问题，感到很担忧怎么办呢？

首先，要确定遇到的问题是实际出现的还是想象的。比如做梦发现孩子有问题，这可能是白天过于担心，导致晚上做梦了。所以自己的想象是不可信的。

其次，的确发现有异常情况，如果感到问题严重，比如非正常出血，要立马去医院检查，不可耽搁。

第三，抽空多看看孕期胎儿发育特点和母体变化，这样做到心中有数，遇到问题就不会惊慌失措了。

第四，上专业的孕婴网站，或到孕期相同的妈妈群中去交流和提问，看看别人有没有遇到相同的问题，这样也可以减轻一部分焦虑情绪。

第五，在医院建档后，必须按时产检，听从医生要求。

⑩ 孕期如何摆脱消极情绪

我们在前面讲过孕期保持平和、愉悦情绪的重要性，但是，生活的道路并不总是充满阳光。妊娠反应的不适，身体的疲劳，对分娩的恐惧，对孩子健康的忧虑，以及工作中的矛盾，生活中的烦恼等因素，常常左右着您的情绪，使您忧虑不安，甚至变得爱发脾气，易于冲动。显然，这对于胎教来说是十分不利的。

消极情绪包括紧张、焦虑、痛苦、怨恨、悲伤、忧郁、忧愁、担心、恐惧等。怎样才能摆脱消极情绪呢？我们不妨试试以下几种方法。

□ 接纳法。我们在生活中，之所以生气和愤怒，多半是对发生的事情没有接纳，而是排斥和不接纳，导致产生消极情绪。而如果能首先接纳事实，再想办法解决，就不会产生强烈的情绪波动。

□ 感恩法。当我们常怀感恩之心，对身边的人、万事万物都能怀有感恩和感激之情，就能够最大程度上接纳和宽容。心胸宽广，就不容易产生消极情绪。

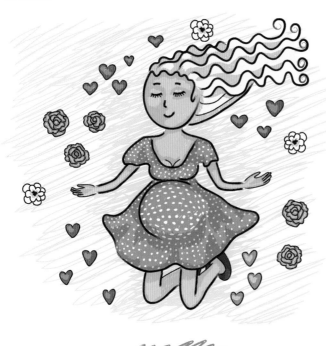

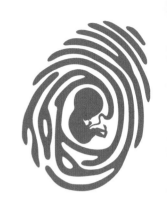

□ 告诫法。在您的孕期生活中，要经常这样告诫自己：不要生气，不要着急，放松心情，宝宝正在看着呢。

□ 转移法。有时消除烦恼的最好办法就是离开那种使您不愉快的情境，可以通过一些您所喜欢的活动，如听音乐、看画册、郊游等，使您由焦虑转向欢乐。

□ 释放法。这是相当有效的情绪调剂方法。您可通过写日记、给好朋友写信，或向可靠的朋友诉说自己的处境和感情，使您的烦恼烟消云散，得到令人满意的"释放"。

□ 社交法。闭门索居只会使您郁郁寡欢。因此，您应广交朋友，将自己置身于乐观向上的人群中，充分享受友情的欢乐，从而使您的情绪得到积极的感染，从中得到满足和快慰。

□ 协调法。每天抽 30 分钟到家附近草木茂盛的宁静小路上散散步、做做操，心情会变得非常舒畅，尤其是美妙的鸟鸣声更能帮助您消除紧张情绪，使您深受感染而自得其乐。

□ 美容法。您不妨经常改变一下自己的形象，如变一下发型，换一件衣服，点缀一下周围的环境等，使自己保持良好的心境。

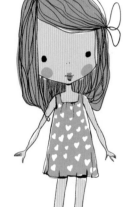

11 适当了解正确的家庭教育理念

随着时代的发展，人们对学习对教育的理解也发生了较大的改变。以前，读书就是为了上大学，找个好工作。而现在对待读书产生了两种看法，一是对读书的忽视，认为上大学没用，挣的钱跟民工一样或者连民工也不如；二是对学习分数的过度重视，认为必须考高分数上好大学，这才是唯一要做的事。

人们往往围绕着生存展开家庭教育，只盯着工作或挣钱本身。事实上，家庭教育远不是那么回事。

> 嫁进婆家快2年了，培培却只忙工作不愿早要孩子。公公婆婆自然催得紧，培培却只是笑笑，不以为然。培培有自己的想法，原来婆家人并不重视孩子的教育，老公有兄弟姐妹三个，却只有老公一人上了大学，弟弟和妹妹都只是初中毕业就辍学了，外出打工，然后回来结婚生子。婆婆常说，上什么学啊，大学毕业生还不如泥腿子呢，早打工早挣钱，我们都是这么过来的。
>
> 培培就不同了，她和哥哥都是名牌大学研究生毕业，父母很重视孩子的学习。培培想着，如果现在就要孩子，那么孩子就得婆婆帮忙带，那就得接受婆婆的那一套陈旧观念，那实在是不利于孩子的成长，所以我要多上两年班，多攒一些钱，孩子出生后和老公轮流带，不让婆婆带，三年后孩子就可以上幼儿园了。

家庭教育，重点在于培育真正的人，将孩子培育成人是家长的责任。当前中国的家长，在家庭教育方面存在两个问题，一是在物质上给予的太多，二是对孩子的精神成长关注过少。所以导致很多孩子贪图物质享受，而真正面对问题的时候又胆小怯懦。孩子的人格教育和人格完善是家长重点要关注的，培养孩子责任、自信、勤奋、坚持、公正、勇敢、有担当等。

家长教育，一定要保持教育观念一致。父母双方在大的观念和教育方式上要达成一致，即便有不同意见，也不要当着孩子的面争吵。一定要维护另一方的权威，即便他或她当时错了，宁可过后再沟通。

家庭教育，让孩子有信心。当孩子受到失败、挫折甚至磨难后，不是反对或者排斥孩子的行为和情绪，而是接纳和共情，并帮助孩子分析，重新建立信心。

家庭教育，帮助孩子做好人生规划，鼓励孩子有未来的想法。家长要注意了解孩子的优势和不足，帮助孩子树立未来的梦想和目标，并为之努力。

成才是孩子自己的责任，而不少家长，却把孩子成才的责任扛在肩上。家长把除学习以外的所有事务都包揽下来，只告诉孩子说，你啥都不用做，只把学习搞好就行了。这就错了。

因为家长着急学习，所以孩子不着急了；因为家长把活儿都干了，所以孩子省出时间打游戏玩手机了；因为家长不给孩子吃苦的机会，所以孩子不会感恩了，他或她以为世界就是围着自个儿转的，不用付出了；因为家长把一切都安排的好好的，所以孩子不会独立了；因为家长因学习成绩呵斥孩子，孩子感到没有意思，更加变本加厉地打游戏玩手机……

其实家长只要做好一件事即可，从小教会孩子做人做事，剩下的都是孩子自个儿的事了。记住，成才是孩子自己的事。当然，不过多干涉孩子的学习不代表忽视和不管孩子的学习，或者反对孩子学习，而是给孩子足够的期待，鼓励孩子好好学习，并让孩子从学习中获得快乐和成就感。

12 让丈夫参与到胎教中来

对于准妈妈本身而言，即使自己不多想也会本能地去进行胎教。她会主动要求营养美味的食物，不去不安全的场所，主动听美妙的乐曲，在工作的时候受到压力，也能很好地进行自我调节，这些都是孕妇本能作出的胎教反应。

那些意识到胎教重要性的准妈妈，毫无疑问会在怀孕期间尽心尽力地进行胎教。在此基础上，如果胎教的合作伙伴——准爸爸能够积极参与，胎教无疑将会进行得更加有声有色。因为胎教是妻子和丈夫两人共同的责任了。

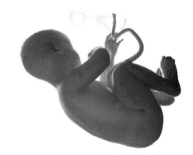

如今，逐渐意识到胎教重要性的准爸爸的人数不断增加，越来越多的准爸爸自发地参与到胎教活动当中。胎儿对外部传入的说话声音会产生强烈、积极的反应，准爸爸应该常跟胎儿说说话，试着给妻子做轻微的按摩或者陪妻子散步。

> 社会胎教如果用一句话来描述，就是胎教的重担不应由孕妇一个人承受。孩子是夫妇两人的结晶，是爷爷奶奶们的宝贝孙子孙女，也是叔叔、婶婶、姑妈这些亲戚们的可爱侄儿侄女，进一步说还是祖国未来重要的人力资源。因此，胎教并不应该由孕妇一个人承担，而应该由以上所有人齐心协力，共同进行。

13 与公公婆婆维持和谐的关系相当重要

丈夫为了让妻子保持平和的心态所做的一切努力，都会转化为胎教成果。"准爸爸胎教"中最重要的事情，就是绝不能抱有"胎教主要是妻子的事情，丈夫仅仅起辅助作用"这种想法，胎教的核心是强调妈妈和爸爸二者合一。若要深究二者谁会起到更重要的作用，则毫无意义。

在胎教的各个环节中，另一个起到重要作用的当属婆婆一家。婆媳关系对女性而言一直是个头疼的问题。因此，为了让儿媳妇心平气和地度过这十个月的孕期，婆婆一家确实应当给予她更多的关怀和照顾。不仅不让身体和神经皆处于敏感期的媳妇进行体力劳动或处理大小事务，还应该时刻牢记不说过分的、可能对她造成一定伤害的话。

14 将怀孕消息公开，寻求上司和同事的理解

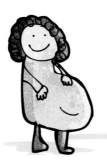

当今社会，我们不得不承认职业女性承受着更多的压力。在极为复杂并且保持高速运转的现代社会当中，孕妇要想得到特殊的照顾也是难上加难。

在这种情况下，为什么不将自己怀孕的消息公开并寻求上司和同事的理解呢？当然在有些情况下，这种做法可能会使自己的工作受到影响，但为了隐瞒事实真相而使胎儿受到不必要的影响，哪个更重要呢？

让我们来听听美国某著名杂志社理事会的一个女职员的故事吧。她在忙忙碌碌的杂志社里工作，曾因压力过大而生下一个有多种并发症的早产儿，在那之后，她为自己的第二次生育选择了一条完全不同的道路。这个女强人向丈夫和身边的人们发出了求助，于是压力随着她的工作量一起得到减轻，她终于有精力去调节自己的运动和饮食了。

这个女强人将过去放在工作上的热情全部放在了胎教上，结果，她生了一个健康的孩子。当然，她是在经历了第一次生育的磨难之后才意识到的，但对于我们大家而言，都应该从这件事上汲取教训：**再好的工作也无法与孩子身体的健康相提并论**。

胎教并不是孕妇自己一个人的事情。孕妇时刻需要获

迷你百科
胎教对国家的重要性

早在一百年前，法国人就开始对孕妇实施胎教方案。那么胎教就可以算作是今日健康法国的古老基石了。

胎教不仅对个人，而且对家庭、对国家也非常重要。因此，胎教并不是孕妇个人的职责，丈夫、亲戚、同事和国家都应该共同参与。

对于女性来说，在怀孕期间有许多她无法舍弃的：工作、家庭，要让孕妇一个人应付这些压力，实在是勉为其难。可以说我们每个人都是这件事的主人公。我们应该一起为了保护孕妇和胎儿去遵守各个事项，尽力缓解她们的压力。

大家很快会意识到，保证一个人的幸福其实是保证家庭、公司、社会乃至整个国家幸福的必经之路。

得身边人的帮助，共同完成这个任务。一直以来有人对"胎教是国家竞争力的基石"这样的说法持怀疑态度，认为把胎教的作用上升到决定国家竞争力这样的高度是不是有点夸张了。但是，胎教确实直接决定了国家的竞争力，国力的基础难道不是国民的素质吗？拥有健康、聪明国民的国家难道还会没有强大的国力吗？

对于现在的准父母来说，未来一家人的幸福此刻就把握在自己手中。因为健康的父母所生下的子女，在未来也将生下健康的下一代。

王淳，第一视频执行董事，第一视频集团创始人（中国第一家上市的视频企业，旗下拥有第一视频和中国手游两家上市公司），第一视频原执行总裁，《我的特殊月子》的作者。47岁的年龄，毅然抛开这些光环，忍受常人无法忍受之苦，历2~3年艰辛，甘受各种妊娠危急状况，成功孕育了两个健康宝贝。职场女强人化身大龄暖妈。

她医科大学毕业后，尽管父母都催促她早点儿要个孩子，但她认为要学的东西太多了，过几年再要孩子不迟。后来经历改行，进入了互联网领域，新鲜事物的刺激和工作中的每个小进步都促使她更加投入，就这样时间飞逝，做母亲的最佳时间错过了。

她认为，要孩子应该具备三个条件：第一，有家庭财产的储备，至少孩子能有奶粉钱。第二，身体健康，这样才能孕育宝宝，并养育他们。第三，心理准备，要有做父母的心，作为母亲，问问自己，是否愿意在孩子哭闹时还能耐心照料他们，是否愿意半夜爬起来给孩子喂奶，而无怨无悔。

当她渐渐地对儿童的哭闹不反感，渐渐地对有孩子的母亲们在一起聊孩子的事不太厌烦时，当她越来越喜欢逗着孩子们玩时，她意识到自己对孩子的喜爱与日俱增，并清楚地认识到：她已经做好了做母亲的准备，这时她年龄已经达到了四十五六岁。

时间不再等人，一贯做事专注不拖沓的她决定把为人母作为头等大事，但求子路上不平坦。首先是专家告诫这时的年龄受孕几率极低，没有意义再试，然后，经过了一次次失败，无望甚至绝望的心理折磨，重新收拾心情再战，最终经历了2~3年的努力终于怀上了双胞胎。

她对媒体说：我认为再小的几率，毕竟还是有成功几率的，一定要全力去试，万一不成功，到了自己七八十岁时扪心自问不会后悔。

怀孕的喜悦伴随着高血糖、高血压、水肿、坐骨神经受压等身体不适，她说："在享受怀孕喜悦的同时，告诫自己必须同时享受伴随而来的痛苦，这样才能乐观面对、充满希望。"

从互联网行业，每天工作12小时以上，到突然间每天躺在家里安胎，巨大的转变，带来巨大的心理不适。

王淳作是做自己喜欢的事、转移注意力是很好的适应方法，看书、看电视里的做饭节目，力所能及的DIY都成了她替代工作的事，很快新常态就形成了。

"在我怀孕时，我丈夫张力军是我最大的精神支柱，给了我极大的爱。"王淳说。她认为丈夫要呵护自己的妻子，尤其是怀孕的妻子，妻子心理愉悦，这才是最好的胎教。

她经常对孕妈妈尤其是大龄孕妈妈说：无论做什么事情，都要先考虑好，一旦下决心，就要在科学的前提下努力坚持、乐观自信，这样才能越过沟壑，达到成功的目标。

15 音乐胎教

打算进行胎教的父母所做的第一件事是什么呢？恐怕大多数准妈妈都是按下音响设备的开关投入到美妙的音乐当中。优美的音乐真的对胎教有所帮助吗？研究发现，当准妈妈听音乐时胎儿确实有反应。胎儿17~24周（即5~6个月）时能听见外部的声音，不仅可以对声音作出大致的区分，甚至有些声音的记忆能存留到新生儿时期。由于胎儿在子宫里就记住了爸爸妈妈的声音，所以在出生后的那段日子里，只要你直呼他的名字，就一定能看见他作出明显的反应。

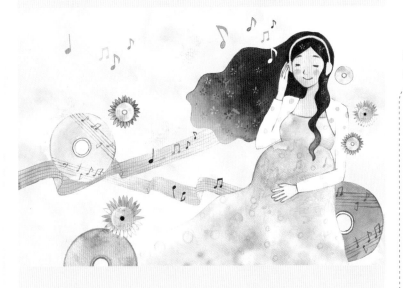

迷你百科

胎教与智力

很多父母都相信有效的胎教可以生出聪明又健康的孩子，并把此当作进行胎教的核心理由。各种研究成果都说明了这样的事实是有理论根据的。最近美国的一个研究小组，通过长期的观察和实验得出了"人类智力只有48%受遗传因素影响，剩余52%与胎内环境有关"的论断。

此外，英国著名生物医学博士诺塔尼茨也指出肥胖症、糖尿病、癌症和心脏病等各种疾病，与胎内环境有关。由此我们可以得出结论，没有任何东西可以取代胎儿时期对人一生的健康所起到的重大的、决定性影响。

胎儿不仅可以听得见声音，而且对这些声音存在记忆，所以应该尽可能地把美妙之声传递给胎儿！

研究发现，轻缓的音乐比嘈杂的声音更有利于胎儿脑部的发育，由此可以说：准妈妈们以自然放松的状态听古典音乐是一种先觉的、本能的胎教方法。原本就不喜爱古典音乐的准妈妈也没有必要勉强自己。因为无论是什么样的音乐，只要准妈妈喜欢听，愉快地接受，孩子就能一同进入欣赏的状态，因为准妈妈和孩子是相通的。

16 视觉胎教

在胎教过程中的另一个重要事项，就是将照片挂在家里或是放在办公桌上反复欣赏。特别是听到"看漂亮宝宝的照片才能生出漂亮宝宝"的说法之后，许多准妈妈都开始到处寻找漂亮宝宝的图片，并贴满四壁。

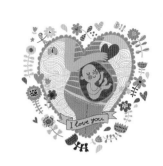

毫无疑问，胎儿也是有视觉的。然而，胎儿的视觉能力仅能达到可以分辨光亮的程度，所以准妈妈们欣赏图片大多只起到稳定自己情绪的作用。说到底，欣赏美好的事物会使内心变得轻松，这一点毫无疑问。

准妈妈要养成追求美好、避开丑恶的习惯。因此，看到漂亮的图片，不仅能够起到稳定情绪的作用，也是准妈妈避开不良影响，接受美好事物的自觉行为。

迷你百科
实施了胎教的孩子

对于实施了胎教的孩子，突出的特点是：从情绪和社会交往能力上，表现情绪比较稳定。啼哭时给予安慰，马上哭声减小，多数停止哭泣，并且追寻声源。吃奶后入睡快，清醒时目光透着聪慧，亮而有神。手的伸张抓握能力强，四肢活动有力，肌力强，抚摩肢体，即高兴地挥动四肢。扶坐时颈部肌张力强，俯卧抬头。对音乐明显喜爱，听到便不哭了。

对于刚出生婴儿的表现尚且如此，日后再放手创造良好的教育环境，个个都会成为学习的"天才"。

17 让孩子为弟弟妹妹的到来做好准备

❋ 如果孩子不到两岁

☐ 让爸爸多做一些孩子的日常看护，这样宝宝出生之后不会特别失落。

☐ 多讨论一下宝宝。即使非常小的还不会说话的孩子也会从你的言行中学会态度，理解你说的内容。所以可以在书上、电视上、商场里碰到宝宝时，开心地指着宝宝说"宝宝好棒啊！""宝宝真乖""我真喜欢宝宝"。

☐ 避免把"宝宝"一词用在一些负面词汇上，比如说"这个宝宝太麻烦了！""别像宝宝那么无知"。

☐ 可以多去拜访有宝宝的家庭，同时告诉孩子对宝宝的一些规矩，比如说"我们要温柔地对宝宝，不能吓着他们，也不能打他们"。

□ 让孩子养成自己走路的习惯，不要总是抱着孩子。让孩子尽可能地拉着你或者你爱人的手走路及上下台阶。

□ 准备好网上购物。如果一个人抱着一个孩子，还领着一个孩子去超市、餐馆，肯定是照顾不好的。所以要多准备一些外卖的电话，留意网上购物的种类和方法，以备不时之需。

❋ 如果孩子在 2 岁到 6 岁之间

□ 让孩子感受胎动。

□ 找出孩子小时候的照片，告诉他们第一次回到家的样子和趣事。

□ 在家里与孩子和一个娃娃玩过家家游戏，告诉孩子宝宝的样子。

□ 去拜访有宝宝的家庭，或者邀请宝宝到家来做客。如果客人允许，让宝宝坐在你的膝盖上，一起抱着宝宝。

□ 告诉孩子他有个弟弟、妹妹快要出生了。

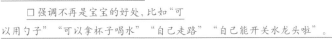

□ 为你住院时准备好看护孩子的人，可能是老人、保姆，应该在预期期之前就准备就绪，或者提前到家里面适应一下。如果孩子要住到老人家里面，应该提前小住一两次进行适应。

□ 强调不再是宝宝的好处，比如"可以用勺子""可以拿杯子喝水""自己走路""自己能开关水龙头啦"。

□ 别让不到四岁的孩子单独和宝宝在一起，他们还不太明白因果关系。

❋ 如果你的孩子已经上学了

□ 让孩子做一些适于他年纪的家务活，比如叠衣服、收拾玩具、倒垃圾等等。可以在完成工作后给予一个小奖励。

□ 带着家里人去产检，让你的爱人带着孩子去诊室，一起听一下胎心。

□ 让孩子和你的爱人准备一个"迎接宝宝"的聚会，准备礼物。很少有孩子会拒绝在家庭日历中加上一个生日宴会的喜悦！

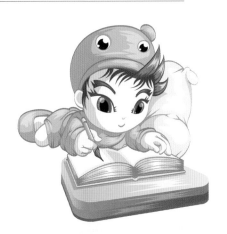

作者简介

沃建中，北京师范大学教授，博士生导师，现任环度生涯规划首席专家。致力于认知与脑功能发展、个体潜能开发、生涯规划与心理健康教育。脑 AT 技术（刺激信息认知能力值测试系统及其方法，专利号：ZL201010113875.4）发明者，国家新职业"生涯规划师"标准制定者。

沈莉，心理学硕士，环度智慧智能技术研究所教研员，资深生涯规划师，国家生涯规划师导师，国家儿童健康指导师，研究方向为脑功能与认知发展，青少年心理健康教育，个体潜能开发与生涯规划，师从我国著名的心理专家和教育专家沃建中教授。

菅波，"芝宝贝"总编辑，阅读推广人，母婴健康咨询顾问。从事儿童发展与教育心理、家庭健康与营养管理等工作十余年，致力于亲子关系发展与胎教研究，倡导"成长、爱人、生活"的育儿方式。

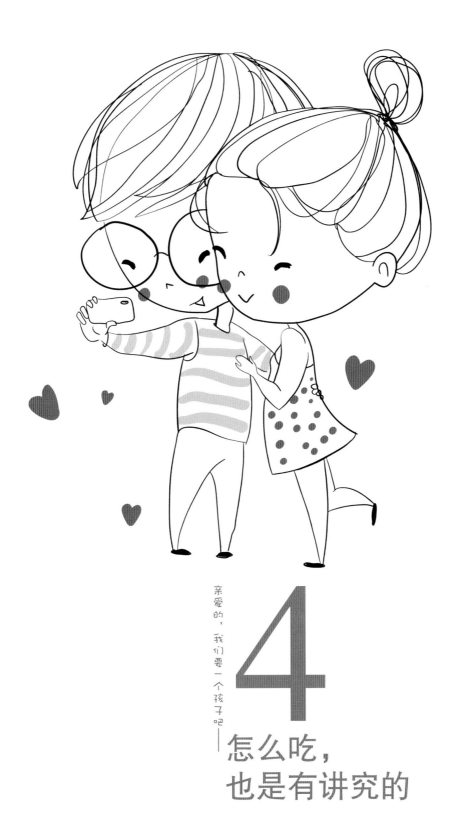

亲爱的，我们要一个孩子吧——

4

怎么吃，
也是有讲究的

1 孕前如何达到饮食均衡

孕前状况不仅对怀孕期间产生影响，还可影响子代健康。

孕前体重过轻及过重都会对孕妇和孩子产生不同程度影响。体重偏轻（BMI<18.5）可导致早产、小于胎龄儿、胎儿生长发育受限、胎儿畸形等；体重过重（BMI≥24）可引起妊娠期并发症、剖宫产、巨大儿及子代慢性病等。因此，生育期妇女在准备怀孕前，先检查体重是否处在合适范围（BMI：18.5~23.9），体重不合适的女性应抓紧时间调整自己的体重。

孕前除了要调整自身体重，饮食均衡性也同样重要。饮食均衡不但可保持适宜体重，而且能为整个怀孕过程及宝宝健康打下坚实基础。大量研究表明，育龄妇女在怀孕前要补充适量的微量元素，例如叶酸、维生素D、铁及锌等，以预防新生儿神经管畸形。因此，在均衡饮食的基础上要合理选择补充剂。

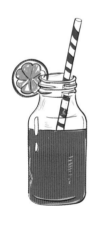

如何能达到饮食均衡

☐ 首先，要保证足够的能量，能量主要来源于碳水化合物、蛋白质及脂肪。

☐ 其次，要摄入充足的维生素及矿物质；为此每日要保证3两主食、一个鸡蛋、二两瘦肉、一袋牛奶、一盒酸奶、一斤蔬菜及200克水果、少量盐（5克）及25毫升植物油即可。

✓主食中一半可选择粗粮，例如，小米、玉米、荞麦、莜麦、糙米及燕麦等。

✓肉类首选鱼虾，其次为去皮鸡肉和鸭肉，最后为畜肉类，每周要保证摄入三次红肉（牛、羊、猪）。

✓蔬菜首选绿叶菜，根茎类已不作蔬菜而当作主食来选择。

✓水果首选中低糖类，例如，草莓、苹果、柚子、猕猴桃、橙子及梨等。

✓宏量营养素是每日营养摄入的基础，微量营养素对于准备怀孕的妇女也同样重要。

2 孕期吃饭需要讲究科学

经过紧锣密鼓的备孕，祝贺您终于交上了"好孕"，成为一名光荣的"孕妈妈"。但不要只忙着"沾沾自喜"，需要做的事情还有很多。例如，如何科学地搭配各种营养来满足自身和胎儿的需要，就是您需要学习的"新知识"。

怀孕后，每天所吃的食物，除了维持自身机体代谢和消耗所需的营养外，还要保证胎儿的生长发育，也就是说，一个人要吃两个人的饭。胎儿的营养完全由母亲从食物中获取，因此孕妇营养的好坏，不但影响自身的健康，也直接影响胎儿的生长和脑、心等组织器官的发育。即使母亲摄入的营养物质不足，胎儿也要从母亲体内吸收钙、铁、蛋白质等营养物质，使母亲出大于入，而容易发生缺钙、缺铁、缺蛋白质等营养不良。接下来咱们来了解一下整个孕期妈妈和宝宝的营养需要。

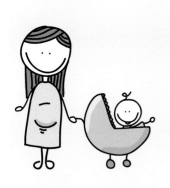

妈妈：妈妈孕期共增重 10~12.5 公斤。除了宝宝的重量外，其中血液增加 1.5 公斤；细胞外液增加 1.2 公斤；子宫和乳房增加 1.3 公斤；脂肪增加 3.0 公斤；还有胎盘和羊水 1.5 公斤。因此，在整个正常怀孕期间需要额外增加 80 000kcal 能量，950g 蛋白质及 50g 钙等营养素。

宝宝：宝宝的出生体重平均为 3 公斤左右。胎儿整个孕期储备的脂肪为其体重的 5%~10%。新生儿体内全部钙的含量为 30g。

妈妈整个孕期生理变化以及宝宝的生长发育，都是由各种营养素来提供的，而这些营养素都是由食物及相应的补充剂来提供的，所以在妈妈孕期需要比平时摄入更多"优质"食物，才能保证妈妈的健康和宝宝的正常生长的需要。

3 蛋白粉对孕妇有帮助吗

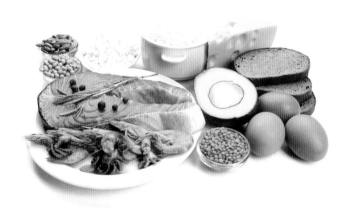

蛋白质是构成生命的物质基础，人体肌肉、骨骼、内脏、血液及神经系统，无不由蛋白质参与构成。补充蛋白质尤其是优质的蛋白质对妈妈健康和胎儿发育很重要。孕中期和孕晚期应比平时分别增加蛋白质15克和25克。能提供15克和25克优质蛋白的食物如下：

食物	15克蛋白质	25克蛋白质
鸡蛋（中）	2个	3个
瘦肉	85克	140克
牛奶	500毫升	830毫升
豆腐	170克	280克

如果孕妈妈的胃口允许，能够额外的增加这些蛋白质，或基本满足上述量，就不用补充蛋白粉。

如果您是素食准妈妈或摄入的优质蛋白与建议量相差甚远，就应该考虑补充蛋白质粉。

迷你百科

鱼肉的优势

　　鱼的蛋白质含量丰富，肉质细腻易于消化，脂肪又相对较低且质量上好。

　　其他动物脂肪多是饱和脂肪酸，而鱼油中大多数是不饱和脂肪酸。同时鱼油中含有大量的多烯不饱和脂肪酸，其中主要的成分就是DHA。特别是沙丁鱼、鲇鱼、青鱼等冷水海域中的鱼类，通过食物链，从浮游生物中获得DHA和EPA，然后在体内浓缩并储存于脂肪中。

4 适量补充叶酸，防止宝宝畸形

孕早期是胎儿器官系统分化，胎盘形成的关键时期，细胞生长、分裂十分旺盛。而叶酸对细胞的分裂生长及核酸、氨基酸、蛋白质的合成起着重要的作用。如果在怀孕早期缺乏叶酸，可引起胎儿神经管发育缺陷，而导致畸形。到了孕中、晚期，除了胎儿生长发育外，母体的血容量，乳房、胎盘的发育使得叶酸的需要量增加。叶酸不足，孕妇易发生胎盘早剥、妊娠高血压综合征、巨幼红细胞性贫血；胎儿易发生宫内发育迟缓、早产和出生低体重。孕妇缺乏叶酸还有可能导致胎儿出生时出现低体重、唇腭裂、心脏缺陷等。所以，孕期全程都需要增加叶酸的摄入量。

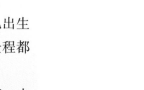

建议孕妈妈从孕早期开始补充叶酸片每天 **400 微克**。

叶酸在食物中存在很广泛，动物内脏、叶类蔬菜、水果和豆类等食品中都含有较多的叶酸。正常饮食一般不至于缺乏。但叶酸是一种容易分解的维生素，日晒、高温、碱性环境都会使叶酸大量被破坏。

5 营养够不够，什么来衡量

专家们给大家的推荐量，是一个大概的平均值，但每个人的具体情况又有所不同，有人饭量大，有人饭量小。那么孕期的准妈妈们怎样才能知道营养摄入究竟够不够呢？其实很简单，就是宝宝在妈妈肚子里生长发育的情况。衡量宝宝在妈妈肚子里发育的指标一般有 B 超、宫高、腹

迷你百科

便秘与食物选择

孕妈妈容易发生便秘，就更应该选择膳食纤维含量丰富的食物。大部分的植物性食物都富含膳食纤维，如谷类、蔬菜、水果等。谷类中细糖的膳食纤维含量大大低于粗糖，动物性食物特别是肉类几乎不含膳食纤维。所以孕妈妈在选择食物是应该注意"粗细搭配"和"荤素搭配"。如果孕妈妈因各种原因不能从食物中摄入足够的膳食纤维或便秘严重，可以选择膳食纤维制品来进行补充。

围及体重等。如果这些指标都在正常范围内，就说明宝宝的生长发育是正常的，从而间接的表明准妈妈的营养摄入是正常的。其中体重是我们可以自行操作并自行监控的指标。孕期妈妈体重的增长，和孕前体重有关。如果准妈妈孕前较胖，整个孕期就应当少增加些体重，如果孕前较瘦，整个孕期就多增加些体重。那么孕期究竟增加多少合适呢？请看下表：

孕前 BMI（kg/m²）	孕前体型	孕期增加（kg）	孕中晚期体重每周增长幅度（kg）
<18.5	消瘦	12.5~18.0	0.51（0.44~0.58）
18.5~23.9	正常	11.5~16.0	0.42（0.35~0.50）
24.0~27.9	超重	6.8~11.3	0.28（0.23~0.33）
≥28	肥胖	5.0~9.0	0.22（0.17~0.27）

6 孕早期准妈妈的膳食指南

中国营养学会对一般人群的膳食指南：

- □ 食物多样，谷类为主，粗细搭配
- □ 多吃蔬菜、水果和薯类
- □ 每天吃奶类、大豆或其制品
- □ 经常吃适量鱼、禽、蛋、瘦肉
- □ 减少烹调油用量，吃清淡少盐膳食
- □ 食不过量，天天运动，保持健康体重
- □ 三餐分配要合理，零食要适当
- □ 每天足量饮水，合理选择饮料
- □ 如饮酒应限量
- □ 吃新鲜卫生的食物

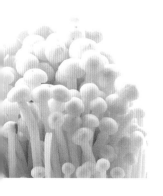

中国营养学会妇幼分会对孕期准妈妈的膳食指南，是在一般人群膳食指南 10 条基础上补充形成的。孕早期补充以下 5 条内容：

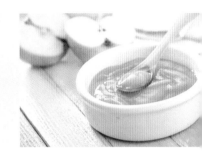

□ 适当增加鱼、禽、蛋、瘦肉、海产品的摄入量
□ 适当增加奶类的摄入
□ 常吃含铁丰富的食物
□ 适量身体活动，维持体重的适宜增长
□ 禁烟戒酒，少吃刺激性食物

在指南的指导下，孕早期准妈妈每天的饮食如下：

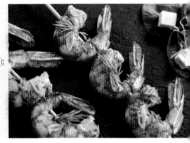

□ 谷类、薯类及杂豆类 200~300 克 (杂粮不少于 1/5)
□ 奶类及奶制品 200~250 克，大豆类及坚果 50 克
□ 鱼、禽、蛋、肉类 (含动物内脏)150~200 克 (其中鱼类、禽类、蛋类各 50 克);
□ 蔬菜类 300~500 克 (绿叶蔬菜占 2/3)、水果类 100~200 克
□ 油 15~20 克、盐 6 克
□ 适量饮水

7 孕妈妈应有足够的碳水化合物防酮体

碳水化合物为我们人体能量的主要来源，孕期若碳水化合物摄入不足，会导致热量缺乏，表现为消瘦、低血糖、头晕、无力甚至休克等症状，胎儿生长发育缓慢。另一方面，碳水化合物摄入过量可导致肥胖，血脂、血糖升高，生产巨大儿等。

谷类、薯类及杂豆类是提供碳水化合物的主要食物。每天应摄入 200~300 克。即使妊娠反应强烈，每天的碳水化合物摄入量也不应少于 150 克，即主食的量不应少于 200 克（4 两）。如果摄入太少，孕妈妈会消耗自身的脂肪来产生能量，可能导致出现酮体。酮体是人体在饥饿的状态下分解体内的脂肪所产生的一类物质。它可以使我们的体液呈现酸性，同时对神经系统也有不好的影响，对受精卵及胚胎有伤害。所以我们应该尽量防止它的出现。

8 缓解妊娠性呕吐的锦囊妙计

怀孕早期，由于体内激素水平发生了较大变化，孕妈妈机体需要经历一系列的调整过程，大多数人有轻重不等的早孕反应，如食欲减退、恶心、呕吐、厌食、厌油、偏食等，一般早晨及饭后最为明显。这些反应一般会在怀孕3个月左右消失。对于有早孕反应的准妈妈我们可以在不妨碍健康的前提下，尽可能适合其口味。如果早孕反应非常强烈，呕吐剧烈且进食困难，应及时去医院进行尿酮体监测，必要时住院进行输液治疗。

对于反应属于正常范围内的早孕妈妈，可用如下对策来对抗孕吐：

☐ 尽量鼓励自己进食，但不要强迫自己进食。尽量避免让你觉得恶心的食物或气味。吃那些能提起你胃口的食物，哪怕这些食物不是理想中的营养膳食，但应注意食品安全。

☐ 选择低脂肪、富含蛋白质和糖类的食物，如瘦肉、鱼虾、豆腐、烤面包、烤馒头、苏打饼干等。

☐ 少量多餐，预防空腹，有饥饿感时可随时吃些零食。妊娠反应严重的孕妈妈不必拘泥于平常的进食时间，尽一切可能调动食欲，想吃随时可以吃，以使进食量达到需要。夜间醒来也可以适量吃些零食来加餐。

☐ 此时一般对油腻食物较反感，所以饮食应适口、易消化、清淡少油腻。一般而言多选用氽、烩、清蒸等少油的烹调方法。

☐ 试着吃些凉的或室温状态下的食物，因为这些食物的气味没有热的食物那么强烈。水果、凉拌菜、酸奶、冰淇淋等都可适当选用。

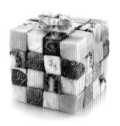

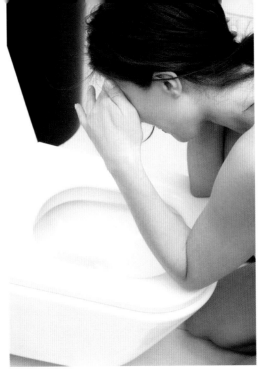

☐ 如发生轻度呕吐，稍事休息后再设法补食。一般午后恶心减少，可在下午及晚饭多吃些。如有例外，可根据个人实际情况安排。

☐ 水分在两餐中间补充，正餐时不要多喝，可随时少量喝水。不要"豪饮"，短时间内大量喝水更容易引发恶心。如果呕吐得很频繁，可以尝试少量含有葡萄糖、盐、钾的运动饮料，这能够帮助准妈妈补充流失的电解质。

☐ 有些孕妇口味变得比较特殊，比如喜食辛辣或酸味的食物，也应尽可能地照顾。

☐ 闻柠檬薄荷味或口含酸梅、柠檬/薄荷锭剂抑制恶心感。姜能够让你的胃感到舒服一些，可把生姜切碎，用热水冲泡，给自己做一杯姜茶。姜糖也是不错的选择。

☐ 必要时可找产科医生，在医生指导下服用一些对宝宝安全的止吐药物，如维生素 B_6 等。同时也可以在医生指导下使用多种维生素和矿物质制剂及孕妇奶粉等以补充摄入不足。

9 "吃素"的准妈妈如何选择饮食

我们的食物分为动物性食物和植物性食物两大类。有

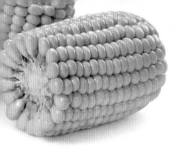

粗粮含有丰富的维生素 B_1

些孕妈由于宗教信仰或生活习惯的原因，不吃任何肉类以及来自动物身上的东西。一般人尚可以坚持，但对于孕妈妈来说显然不适合。

有位笃信宗教的年轻准妈妈，不仅婚前吃了3年斋，就是婚后怀孕、哺乳期间也一直未开"荤戒"。近来，她发现刚满周岁的儿子面色苍白，身材矮小，不时流着涎水，有时呼之不应，还常常手舞足蹈，傻乎乎地发笑。医生诊断为维生素 B_{12} 缺乏所致的恶性贫血和神经系统发育障碍。而宝宝缺乏维生素 B_{12} 是由于妈妈严格素食所致。

迷你百科

维生素 B_{12} 缺乏的症状

缺乏维生素 B_{12} 的宝宝除有贫血表现外，并有呕吐、嗜睡、生长落后、肌张力低下、智力发育落后或停滞等症状，并可出现异常运动，表现为颤抖、抽搐、舞蹈病或肌痉挛。及时补充维生素 B_{12} 治疗，可纠正其症状，但会留下智力低下的后遗症。

缺少动物性食物会给宝宝的智力和体力发育带来较大的影响。这主要是由于：缺乏构建神经系统的原料——蛋白质，使胎儿或婴儿大脑发育不良，影响智力；缺乏肉类会导致维生素 B_{12} 缺乏，因为维生素 B_{12} 仅存在于动物性食物和极少量的植物性食物中；肉类中微量元素（如铁）的吸收率大大高于植物性食物，如果长期不吃任何动物性食物也可能会有缺铁和缺锌等表现。

所以，怀孕和哺乳的妈妈们最好每天吃些动物性食物。如果因为各种原因不能吃肉类，则饮食应有足够量的牛奶、鸡蛋和豆腐及豆制品。另外，还可在医生指导下补充维生素 B_{12}、钙、铁、锌等制剂。在哺乳期也应如此。婴儿在4个月后，应及时添加辅食，这样可以弥补母乳的营养不足，而且有助于断奶。

⑩ 孕期也要提倡"粗茶淡饭"

我们已经知道了动物性食物对孕妈妈的重要性。与此同时，植物性食物的重要性也是不可替代的。有些孕妈妈在怀孕期间经常感觉**下肢无力，皮肤粗糙**；个别的有时还会出现心跳加快，走路稍快就会心慌、气促等情况。经产科及内科检查也未发现疾病，其实这有可能是维生素B_1缺乏的表现。

维生素B_1是B族维生素的一种，它在我们的体内参与碳水化合物的代谢。当维生素B_1缺乏时会出现周围神经炎并损伤心脏，同时还会发生皮炎。严重时会发生脚气病，不但影响孕妈妈的健康，还会殃及孕妇腹中的胎儿宝宝，并可能威胁到新生婴儿的生命。维生素B_1在粗杂粮、坚果和鲜豆中含量较高。其中谷类中的维生素B_1主要存在于谷皮中。所以粮食加工得越精细，所含的维生素B_1就越少。如100克标准粉中维生素B_1的含量是0.28毫克，而100克富强粉中维生素B_1的含量是0.17毫克。所以即使在孕期，我们也不提倡只摄入精米和精面。而可以多摄入一些粗粮、杂粮，适量的坚果、鲜豆等食物。另外，维生素B_1对碱性环境比较敏感，如果您有在熬粥或蒸馒头时加碱的习惯，在怀孕期间还是克服掉的好。熬粥不放碱照样好喝。蒸馒头可以用酵母，这样即不破坏维生素，也使发酵时间缩短。

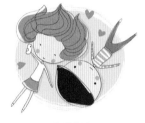

备孕指南

11 孕期合理食用水果及坚果

在我国民间一直有这样的说法：怀孕时多吃水果，孩子生出来皮肤好。怀孕时多时核桃等坚果，孩子的头发长得好。所以很多孕妈妈都在怀孕时吃大量的水果和坚果。这样究竟好不好呢？

从营养学的角度来讲，水果中主要含有糖、维生素、矿物质及可溶性膳食纤维。坚果有两类，一类坚果中含有较多的不饱和脂肪酸和蛋白质，如花生、葵花子、核桃、杏仁、松子、榛子、开心果等；另一类是含淀粉较高的坚果如莲子和板栗等。水果和坚果中所含的营养素都是人体所必需的物质，更是孕妇应该摄入的。

但是，与任何食物一样，水果和坚果中所含有的营养素也是不全面的。水果中蛋白质、铁、钙、B族维生素的含量都不高，如在怀孕时大量地吃水果和坚果，势必会影响其他食物的摄入，造成营养素摄入的不均衡，长此以往，会发生营养不良，对宝宝和妈妈都造成不利的影响。

所以，怀孕期间水果及坚果是可以吃的，也是必须吃的。但吃的量一定要适度，如果怀孕期间一切正常，可以每日吃1~2个水果，1~2个核桃或其他同等量的坚果就可以了。吃得过多既浪费了食物，又危害了身体。而且吃水果和坚果时一定要注意选择新鲜的，霉烂的水果和油脂氧化的坚果对人体的危害很大。

12 不食方便食品

现代生活节奏越来越快，很多准妈妈也一直坚持上班直到接近预产期。有些孕妈妈由于工作较忙，有时没有时间做饭，就经常以方便食品作为正餐。

方便食品由于操作便捷、易于保存，都是高能量、高脂肪的，普遍缺少蔬菜所含有的成分——维生素C、胡萝卜素、膳食纤维、某些人体必需的微量元素和其他维生素；而且为了防止脂肪氧化产生不良口味，还使用了饱和脂肪和氢化植物油，氢化植物油中含有反式脂肪酸。这些饱和脂肪酸和反式脂肪酸对于心脏和血管健康都有损害。所以方便食品虽然便捷省事，但在营养方面实在不敢恭维。一般人偶尔吃一次尚可，但为了宝宝的健康，孕妈妈就不合适吃这些食物。

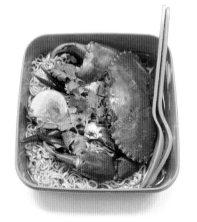

13 锌促进宝宝合成蛋白质

锌是人体所需的重要微量元素之一。对准妈妈来说，缺锌会出现抵抗力下降、掉头发、腹泻和食欲不振；而对宝宝来说，缺锌不仅影响宝宝身体的成长，而且与宝宝大脑的发育也密切相关，孕期妈妈缺锌，会造成宝宝智力发育不良。

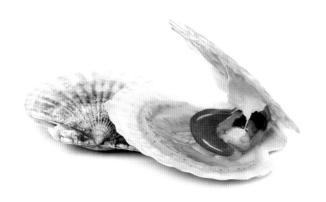

含锌最高的食物非贝类莫属，如牡蛎、生蚝、扇贝等。而我们最易获得的日常食物中含锌较高的是红肉和粗粮，如猪肉、牛肉、羊肉、麦片、全谷食品等。此外，坚果、牛奶及一些蔬菜也是锌元素很好的来源。

14 孕期水肿怎么吃

在孕期 28 周以后，随着怀孕周数的增加，孕妇的水肿现象会日益明显。水肿发生的原因有很多，如妊娠子宫压迫下腔静脉，使静脉血液回流受阻；胎盘分泌的激素及肾上腺分泌的醛固酮增多，造成体内钠和水分潴留；体内水分积存，尿量相应减少；母体患较重的贫血，血浆蛋白低，

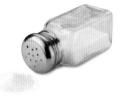

水肿时要限盐

水分从血管内渗出到周围的组织间隙等等。

轻度的小腿及小腿以下部位的水肿可以通过调整膳食及日常起居方式来帮助纠正，合理的饮食及生活方式可以帮助我们轻松地度过孕期。

□ 增加饮食中蛋白质的摄入，以提高血浆中白蛋白含量，改变胶体渗透压，才能将组织里的水分带回到血液中。

□ 多吃富含铁、叶酸、维生素 B_{12} 等的健康食物，以预防贫血。

□ 减少食盐及含钠食品的进食量，少食咸菜，以减少水钠潴留。

□ 每天必要的饮水即可，不要喝过量的水。

□ 每天吃富含钾的食物，如：香蕉、梨等新鲜水果。

□ 多吃富含维生素 C 的食物，如：柠檬、草莓等水果和各种黄绿色蔬菜。

□ 一定要注意控制食盐的摄入量，通常每天不超过 6 克。如果有水肿发生，每天盐的摄入量最好不超过 4 克。

15 妊娠期血糖异常怎么吃

怀孕后随着孕周的增加，胎盘分泌的激素越来越多，如泌乳素、雌激素、孕激素等。这些激素将使准妈妈的身体对胰岛素"反应迟钝"，导致孕期血糖升高，出现妊娠期糖尿病。妊娠期出现血糖异常对准妈妈和胎宝宝都有诸多的不良影响。如会导致准妈妈自然流产率和妊娠高血压综合征发生率增加；宝宝则易发生宫内缺氧、巨大胎儿、新生儿低血糖症及新生儿呼吸窘迫等。

如果我们能够把血糖控制到正常水平，那么这些并发症会很少出现或不出现。

饮食的种类和量必需满足妈妈和宝宝的需要，均衡的能量来自碳水化合物、蛋白质和脂肪，其占总能量的比例分别为 50%~55%、15%~18% 和 25%~30%。

我们以 1800 千卡（7531 千焦）为例，具体饮食安排如下：

□ 主食：6 两，适量选择粗粮（如：燕麦、鲜玉米、玉米面、红豆、绿豆、绿豆面、高粱、薏仁米、小米、荞麦等），少喝粥；可少食多餐（三正餐之外有 2~3 次加餐）。

□ 肉类：畜、禽及海产均可选择，午、晚两餐均应有摄入；每餐摄入量为 1~2 两；每周可食用动物肝、血等 1~2 次，每次量不宜过多。

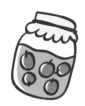

□ 蛋类：各种蛋类均可，每日摄入量约合鸡蛋 1~2 个。

□ 奶类：鲜奶、酸奶、奶酪等均可，如体重增加过快，可选用脱脂或半脱脂奶类。一般每日 250~500 毫升，不含蔗糖。如有乳糖不耐受，不要空腹喝，少量多次摄入会缓解症状。

□ 大豆及豆制品：每周 1~2 次，摄入量多时相应减少肉、蛋、奶的量。

□ 蔬菜：可适当多选用绿叶菜及西红柿、黄瓜等，每日摄入量约 1 斤左右。土豆、山药、南瓜、芋头、藕等应少食，如食用量大应相应减少主食。海带、紫菜、木耳、蘑菇等可经常食用。

□ 水果：可选择含糖量较低的食用（如：苹果、鸭梨、雪梨、柚、草莓、弥猴桃等），避免含糖高的水果（如山楂、红枣、芒果、香蕉、柿子、新疆葡萄、哈密瓜等）。每天摄入量不超过 3 两（中等大小的 1 个），餐间食用，建议少量多次。血糖控制不合格时暂停食用，可用相应量的西红柿、黄瓜替代。

□ 坚果：如食用，每天总共不超过半两。

□ 糖及含糖食物或饮料：禁用。

□ 烹调油：使用植物油，建议使用橄榄油或山茶油。

□ 食盐：尽量少。

□ 烹调方法：宜清淡，多用蒸、煮、拌；少用煎、炸、烤、腌。

16 最佳分娩食品——巧克力

如果您已接近预产期，就要开始为分娩做准备了。您可能已经准备好了自己换洗的内衣，宝宝的小衣服及小被子等一些在医院可能用到的物品。那您有没有想到在饮食上也应该做一些安排呢？

初产的准妈妈从有规律性宫缩开始到宫口开全，大约需要 12 小时。如果您是初次分娩，无高危妊娠因素，准备自然分娩，就应该考虑在这期间吃些什么的问题。因为产妇分娩时需要足够的产力，而产力来源于能量，能量的唯一来源是食物。

一开始，您可以准备易消化吸收、少渣、可口味鲜的食物，如面条鸡蛋汤、面条排骨汤、牛奶、酸奶等食物，吃饱吃好，为分娩准备足够的能量。如果这期间吃不好睡不好，紧张焦虑，容易导致疲劳，将可能引起宫缩乏力、难产、产后出血等危险情况。当您已进入产房后，上述食物吃起来就不那么方便了，这时的饮食则首选巧克力，美国产科医生称誉它为最佳分娩食品。

巧克力营养丰富，体积小，热量多，如 100 克巧克力含糖 50 克，且能在短时间内被人体吸收，并迅速转化成热能，对于极需热能的产妇来说无异于"雪中送炭"。而且，巧克力对于缓解分娩前的恐惧和焦虑也有一定的作用。故产妇临产时吃几块巧克力，可望缩短产程，顺利分娩。另外，酸奶、饼干等也是产房内比较适合的零食食品。还有一些准妈妈从中医的角度入手，准备一些人参来消除疲劳，增强体力，使生产时精力更加充沛。相信有了这些食品帮忙，您一定会顺利地生下您的宝宝。

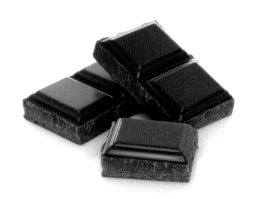

移动医疗与备孕

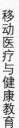
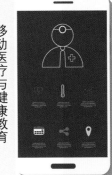

科学普及

移动医疗首先能够实现的工作就是科学普及，普及一些备孕常识。互联网的发展已经使得普通人也能够获得大量的专业方面的信息。这在一定程度上替代了传统的由医生等专业人士进行言传身教的科普教育工作，提高了广大人民群众的知识水平。

但是，值得注意的是，目前网络上的信息虽然很多、很广泛，但是缺乏专业的筛选，谁都可以发布，这就造成网络上的内容有些是错误的，甚至于有些带有迷信色彩，而且这些错误观点通过一些特定方式的包装，极具迷惑性，有时候还特别流行。因此建议大家在互联网上浏览专业信息的时候，一定要注意判断真伪，最好是在一些专业的网站或 APP 上进行阅读，也可阅读那些经过专业人士甄别的内容。

建立与医生联系，获得建议和科普信息

备孕虽然不是看病，但是在某些情况下也需要获得医生的指导和帮助。在传统医疗模式下，备孕夫妻只能去医院看医生，考虑到大多数夫妻都还有自己的工作，因此其频率肯定不高，而备孕的时候有时错过那几天，就只能再等下一个月了。通过移动医疗的手段，能够建立一条医生与备孕夫妻之间长期的、及时的联系方式，医生和夫妻随时可以通过远程交流模块进行在线沟通，在沟通同时医生也能够及时获得相关的健康数据信息，这促使医生能更深入地了解其备孕情况，并为其提供相应的建议。

作者简介

李宁，北京协和医院营养科营养师、协和医学院硕士、协和医大兼职教师、妇联"心系好儿童"项目专家组成员。从事临床营养工作 20 余年，对多种临床疾病及孕产妇、婴幼儿的营养咨询、营养治疗具有丰富的经验。在从事专业工作的同时还经常进行大众健康宣教活动。

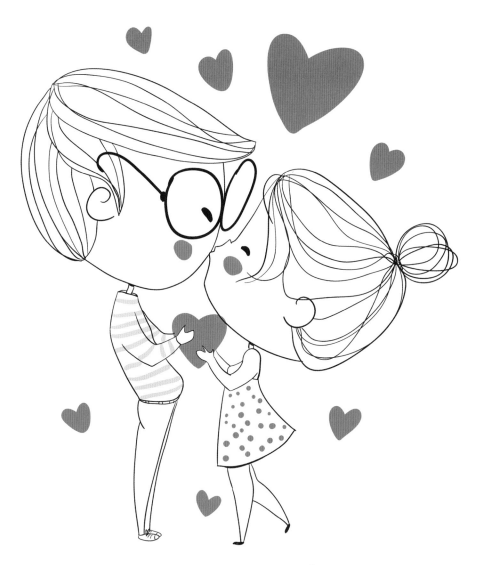

亲爱的，我们要一个孩子吧——

5

运不运动，
真的不一样

1 备孕期运动的作用

对于正在备孕的女性来说，把身体调节到最佳水平，进行科学的运动是不可或缺的。

研究表明，备孕期女性进行适当、中等强度的运动，可以增强机体各器官、系统的适应能力，使受孕的成功几率增大，为获得一个优良的孕期做准备。运动有助于减缓怀孕后体重的增长速度，有助于减轻下肢浮肿，减轻机体由于负担过重所产生的疲劳，保持良好的肌肉力量，有利于分娩过程的顺利进行。运动可以加强能量供应，加速新

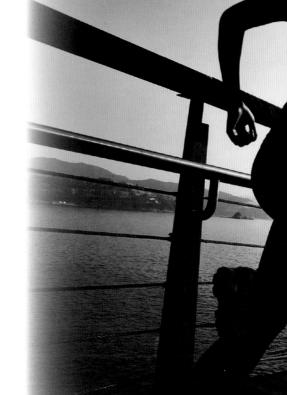

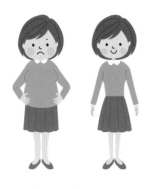

维持正常体重

陈代谢，使女性姿态优美，获得充沛的体能，并且可以释放各种压力，提升幸福感。备孕期间养成良好的运动习惯也可以为产后恢复做充足的准备。

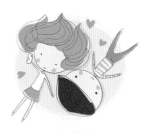

备孕指南

　　备孕期的女性拥有健康的身体，就会拥有健康的妊娠，并产下健康的孩子，因此，对于备孕期和孕期的女性来说，保持自己的身心健康对顺利排卵、正常受孕以及受孕后肚子里的孩子的健康都具有至关重要的作用。

迷你百科

适当运动

　　中医学认为"久卧伤气、久视伤血、久坐伤肉、久行伤筋、久立伤骨"，即人体过度的安逸或过度消耗都可能对脏腑气血造成损伤，进一步影响胎儿气血的调和。

　　备孕期间的运动，既要避免运动不足，也要避免运动过量。如果你不能把握运动程度，可以咨询健身教练。

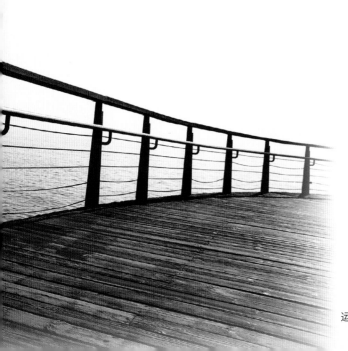

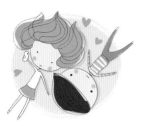

2 不运动就不能成功备孕吗

每当我强调运动之于备孕的重要性时，就有一些准妈妈出来抬杠：我备孕时没有运动也怀上了。我并不是说不运动就不能成功备孕，而是说，通过备孕期的运动可以让我们的身体准备出更为健康的精子与卵子，最终孕育出的孩子也会更加的健康和聪明，这一点是符合优生优孕原则的。而且需强调的是，在备孕期间科学运动，成功受孕的**几率**将会更大，同时也可以收获状态优良的孕期，那么这是为什么呢？

首先，备孕期运动可使体质更好。身体素质好，姿态优美，体能强大，肌肉有弹性和力量。打好这些身体基础再进入孕期，出现肌肉无力、腰背酸痛的可能性就很小。

其次，运动可加强能量供应，加速新陈代谢，把体内的各种有毒物质通过体液排出，俗称"排毒"，同时对于营养物质的消化和吸收也起着重要的作用。当身体的内环境健康而营养充足时，备孕成功的可能性就会大大提高。

再次，运动可以释放压力，提升幸福感。运动时，我们身体里的内分泌会释放更多的内啡肽，这会让我们心情愉悦；同时运动过程中肌肉的紧张与放松也是一种身心压力的转移性释放。如果这些压力不及时释放，也会影响到我们的内分泌，甚至打乱排卵期，导致无法正常受孕。

备孕期的运动方式可以包括：慢跑、散步、骑自行车、游泳、瑜伽、舞蹈、养生气功等，每次至少45~60分钟，每周能够做3~5次，也可以进行肌肉力量的训练和综合耐力的练习，比较理想的是有氧运动及无冲击的运动方式，因此，我们说"**安全第一**"是备孕期运动的核心原则。

3 备孕运动有助于产后恢复

很多女性可能还不太了解，备孕运动也是在为产后恢复做足准备。

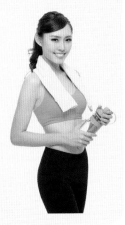

备孕期的运动能够增强女性体质，进入孕期后再坚持锻炼，不仅能控制好准妈妈的体重，还能很好地控制胎儿的体重，促进自然分娩，提高母乳喂养的成功率。需要强调的是，母乳喂养又是产后自然瘦身的至高法宝。很多辣妈能够在生完宝宝半年内恢复到孕前的体重，这和她们从备孕到孕期的科学运动密不可分。

4 适合备孕期女性的运动方式有哪些

因为备孕期间，有可能女性已"不知不觉"地怀孕了，这时应避免不适宜的运动方式或强度带来的运动损伤和疲劳，影响备孕进程。因此，运动过程中，应注意选择合理的运动方式，控制运动强度。

"安全第一"是备孕期进行运动的核心原则。

适宜的运动形式包括有氧运动及有氧、无氧混合运动。

5 如何通过数心率或脉搏判断运动强度

如果备孕期间身体状况良好，没有其他限制运动的相关疾病，可以通过本书的学习，找到适合自己的运动处方。

"安全第一"，逐渐增加运动量，避免突然、超负荷的运动。可以通过数心率或脉搏的方法，判定运动强度。

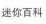

迷你百科

有氧运动

> **有氧运动**
>
> 有氧运动是指人体在氧气供应充分的情况下进行的运动，氧气摄入与消耗基本持平。它的特点是：运动强度中等、全身主要肌群参与、富有节律性的运动，包括慢跑、散步、游泳、瑜伽等。
>
> **有氧、无氧混合运动**
>
> 有氧、无氧混合运动较有氧运动强度稍大，糖酵解部分参与能量代谢。如可进行有针对性、强度适当的肌肉力量训练（缓解腰背痛等），可依据个人喜好进行选择，体操、球类运动对备孕期女性均是适宜的。

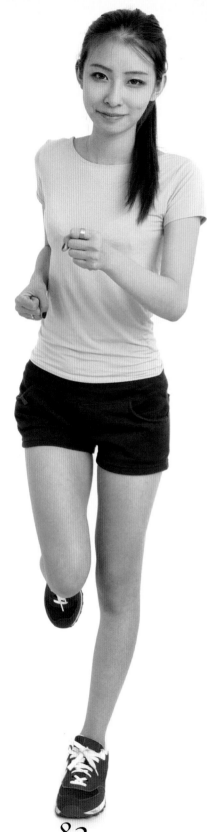

首先是计算运动目标心率范围：

最大运动心率（MHR）=（220－年龄）次 / 分

运动目标心率的上限约为 MHR×0.85，最低运动心率为 MHR×0.60。因此您的目标心率范围为：MHR×0.60< 目标心率范围 < MHR×0.85。

例如，如果您今年 30 岁，您的最大心率为 190 次 / 分（220~230 次 / 分）。因此，您的目标运动心率在 190×0.60=114 次 / 分和 190×0.85=161 次 / 分之间。因此，对于 30 岁的人来说，目标心率为 114 次 / 分至 161 次 / 分之间。

超过最大运动心率易造成危险，低于最低运动心率，起不到良好的运动效果，因此运动强度应控制在目标心率范围内。对于备孕期女性来说，建议目标心率上限不超过 150 次 / 分。

然后确定自己的心率在目标运动心率范围内。经过一定的准备活动（热身运动），运动正式开始 5 分钟后随即停止，数 15 秒钟即刻脉搏数，乘以 4，即为每分钟心率。由此可以判断运动强度是否适宜。

6 如何使用 RPE 量表自测运动强度

RPE 可以用来确定运动的强度。使用这种方法，在运动的时候可以通过个人主观评价疲劳感觉，并给出对应的数字，从而与运动强度相对应。

在 RPE 量表 6~20 的 15 个点上每一单数各有不同的运动感觉特征，这些运动感觉特征都具有相应的分值，将您感觉所对应的数字乘以 10 之后，通常与达到该点的心率大体上是一致的。

当主观体力感觉等级表应用正确，整个监控运动强度就非常准确。多次运动中对照 RPE 量表之后，RPE 量表测量值会与您的自我感觉更加一致，可提高准确性。建议备孕期间的运动强度在"吃力"以下，"轻松"之上。

RPE（Rating of Perceived Exertion）-Borg 主观感觉量表		
RPE		主观运动感觉特征
6		
7	Very very light	安静 非常轻松
8		
9	Very light	很轻松
10		
11	Fairly light	轻松
12		
13	Somewhat hard	稍吃力
14		
15	Hard	吃力
16		
17	Very hard	很吃力
18		
19	Very very hard	非常吃力
20		

自我评价应该客观，如果您有基础心肺疾病，评估时注意安全。

7 跑步运动处方有哪些

跑步是有氧运动，是一种便捷、有效的运动方式，对于备孕期女性控制体重、增强心肺系统功能、促进血液循环、调节内分泌功能等均具有良好的效果。

日常跑步可分为场地慢跑和跑步机慢跑，具体运动处方如下，可供参考。

❋ **场地慢跑运动处方**

通过呼吸控制运动，可摄取更多氧气，提高新陈代谢，使得呼吸更加有效率，同时锻炼膈肌、肋间肌等呼吸肌群，有助于分娩时配合用力，帮助产妇顺利分娩，减少痛苦，使宝宝的健康得到更好的保障。

❋ **跑步机慢跑运动处方**

跑步机慢跑与场地慢跑的差异：假设您场地跑与跑步机慢跑的速度相同，跑步机慢跑的感觉会轻松不少，这是由于在跑步机上人体肌肉的运动方式与场地慢跑不同，跑步机动员的肌肉较少，能量消耗相对较少。

8 如何在跑步机上锻炼

可推荐的跑步机运动强度方案如下。运动强度差异：渐进＜单峰＜双峰

右侧的三种模式可为您规划预定的跑步时间内需要的方案，这样能够达到更好的运动效果，同时避免单一的速度值导致的过早疲劳，而不能坚持运动。跑步最初，可以尝试渐进模式，随着运动水平的提高，可选择更高强度的模式。

需强调的是，速度峰值仅供参考，应结合目标心率进行调整。

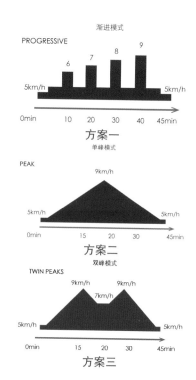

9 瑜伽备孕知识要点有哪些

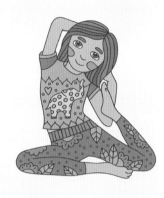

首先要提醒的是女性在任何时候都需要保护好自己的子宫，注意穿衣。在瑜伽练习中不建议穿露脐装，避免寒气入侵。

备孕练习者不要把备孕看得太重，尽量放松心情，在瑜伽中有很多体式是可以打开心胸的，愉悦你的心情，减轻自己思绪以及心情上的负担！

想要宝宝的妈妈需要知道，孕前的体重也直接影响着孕期的体重，孕期体重过重是不利于生产的，所以在孕前瑜伽练习中加强核心力量、平衡体式的练习，有助于控制体重。

10 有氧、无氧混合运动处方

为什么要进行肌肉力量练习和拉伸放松呢？因为怀孕会引起全身骨骼—肌肉系统发生变化。

对腹肌的影响：怀孕期间因胎儿逐渐发育成熟伴随腹部逐渐隆凸，双侧腹直肌、腹内斜肌、腹外斜肌等逐渐被牵拉，此时腹肌收缩能力与弹性显著降低。随着孕妇体型变化，人体重心位置随之改变，也会导致腹肌收缩力减弱。

对盆底肌的影响：位于骨盆底部的肌肉处于抗重力位置，受到牵拉，承载着盆腔的重量变化。骶髂关节和耻骨联合的稳定性会减弱，另外胎儿的压力会使耻骨联合间隙变宽。

对结缔组织与脊柱、关节的影响：不断增加的子宫重量给腰椎施加了更多压力，再加上脊椎间的韧带在孕激素作用下变松弛、脊椎稳定性变差，孕妇常感到腰背疼痛。另外，孕妇体内激素变化使韧带松弛、弹性降低，背部、骨盆以及下肢负重关节对抗损伤能力降低；乳房重量的增加也给颈椎、胸椎增加更多的负担。

基于以上的身体变化，可选择进行有氧、无氧混合运动，肌肉力量练习与拉伸放松练习。

肌肉力量练习包括：核心力量练习、上下肢力量练习等。

11 什么是核心力量？有何意义

　　"核心"是指人体的中间环节，就是肩关节以下、髋关节以上包括骨盆在内的区域，是由腰、骨盆、髋关节形成的一个整体，包含的肌群有腹肌群、背肌群、横膈肌、骨盆底肌、交错骨盆及下肢的肌肉群。核心力量是指核心肌肉群的稳定性，核心肌肉群担负着稳定重心、传导力量等作用，可谓是身体的"能量来源"。

　　备孕期间进行核心力量训练，能增强骨盆底肌肉和腰背肌、腹部肌肉的收缩力量和弹性，减轻怀孕后的腰背疼痛，孕妇在生产的时候也会更容易和更安全。此外，孕期进行核心力量训练，还可以促进自然分娩顺利进行，有助于产后恢复身材。

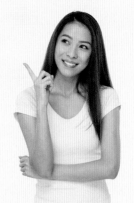

12 什么是腹直肌分离

　　腹直肌分离是腹直肌沿中间白线分离。腹直肌分离发生在脐上或脐水平，脐下很少出现。腹直肌分离在孕妇中较为常见，怀孕头 3 个月发生率为 0，之后的 3 个月为

27%，最后的 3 个月达 66%。产后 5~12 周发生率约为
36%。

产生腹直肌分离的原因尚不明确，可能与怀孕时激素
对结缔组织产生影响、身体调节机制发生变化有关；也可
能由于分娩时，特别是分娩第二阶段过度屏气导致的。

腹直肌分离会改变对骨盆、脊柱的拉力，减少骨盆和
脊柱的稳定性，会导致下腰痛等。

13 缓解腹直肌分离的运动处方：力量练习

❋ 传递瑞士球

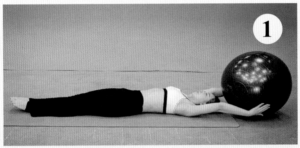

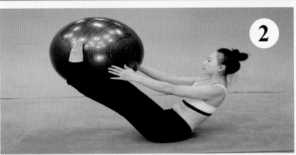

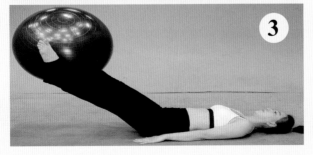

迷你百科

瑞士球

瑞士球的特性与备孕或孕期相关性：

不稳定性：核心力量训练，缓解腰背痛，有助于顺产。

富于弹性：肌肉拉伸放松，全身放松，消除疲劳，缓解压力。

颜色鲜艳：安全性较高，给备孕女性带来好心情。

因此，备孕期间推荐使用瑞士球（瑜伽球）这种运动器材。

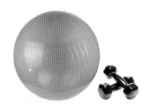

动作要点

平躺，双臂伸直，双手持球；屈腹，背部保持挺直，双手将球传递到双脚后放平；之后再将球返回传递到双手，动作即完成。

每组 15 次 ×3 组，每组间歇 30 秒。

腰骶部与瑞士球接触，呈半仰卧状；腹肌用力收缩卷腹，上身达到基本垂直即完成动作。

每组 15 次 ×3 组，每组间歇 30 秒。

❋ 瑞士球上的"仰卧起坐"

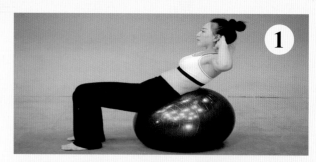

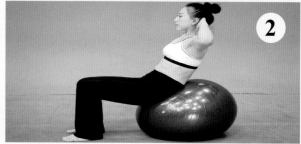

特别提醒

由于瑞士球具有不稳定性，需要在完成动作过程中增加更多的控制性，因此，在瑞士球上的"仰卧起坐"要比平地上的难度大，但训练效果更好；双足分开越宽，难度越小，双足并拢，则难度最大，应由易到难，循序渐进，避免摔倒。

双手掌心向下支撑，屈肘，放在胸的两侧；缓慢呼吸，双手支撑伸直，慢慢抬头挺胸，尽量使上身与地面保持垂直并抬高下巴。腹肌和大腿前群肌肉有酸胀感，保持动作 20 秒后放松。

每次 20 秒 ×2 次。

14 缓解腹直肌分离的运动处方：放松拉伸练习

❋ 眼镜蛇式拉伸

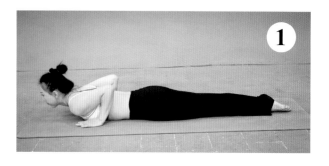

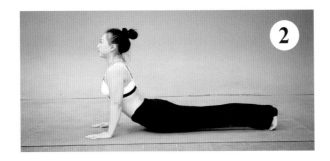

❋ 眼镜蛇式拉伸的动作进阶

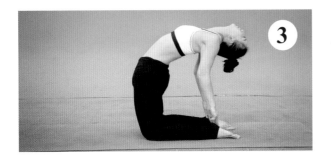

❋ 仰卧瑞士球

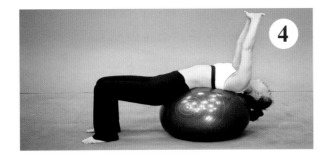

动作要点

　　双膝跪姿，双臂自然下垂，躯干、头部后仰。腹肌和大腿前群肌肉有酸胀感，保持动作20秒后放松。

　　每次20秒×2次。

　　此动作还可以同时放松胸部、颈部肌群。

动作要点

　　腰背部接触瑞士球，头部后仰放松。此动作在拉伸腹肌的同时，可恢复人体脊柱的生理曲度，瑞士球还可以对肩背部、腰骶部肌群进行按摩。

15 改善平衡功能的运动处方

　　怀孕期间，子宫、乳腺的增重、扩大会使人体重心向上和向前方转移，随着身体重量的重新分布，会对人体平衡产生影响，导致孕妇的坐立行走、上楼梯等日常活动发生改变，如孕妇习惯采用双脚支撑面较宽的方式步行。

因此，需要加强平衡练习，增强本体感觉的控制，从而预防跌倒风险，改善身体姿势。

� 仰卧瑞士球坐姿瑞士球练习

动作要点

端坐，腰背挺直，双臂自然放松，两脚略分开。

经过一段适应性练习后，居家、上班族均可以将瑞士球代替座椅。由于瑞士球具有不稳定性，用瑞士球代替椅子可以在不知不觉中锻炼核心力量，加强本体感觉，提高平衡能力。

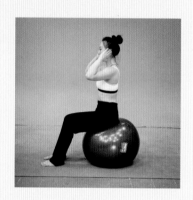

✿ 闭眼单腿站立练习

动作要点

抬起一只脚后，闭眼。记录保持平衡的时间。建议每天练习5~10次，每次坚持尽量长的时间。

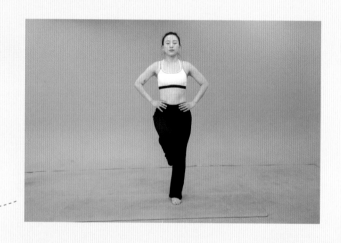

闭眼单脚站立测试是通过测量人体在没有任何可视参照物的情况下，仅依靠大脑前庭器官的平衡感受器和全身肌肉的协调运动，来记录身体重心在单脚支撑面上维持的时间，以反映平衡能力的强弱。闭眼单脚站立既是测试方法同时也是训练方法。

20~39岁成年人闭眼单脚站立评分表 (单位：秒)						
年龄	性别	1分	2分	3分	4分	5分
20~24	男	3-5	6-17	14-18	42-98	>98
	女	3-5	6-15	16-36	34-90	>90
25~29	男	3-5	5-14	15-35	36-85	>85
	女	3-5	6-14	15-32	33-84	>84
30~34	男	3-4	5-12	13-29	30-74	>74
	女	3-4	5-12	13-28	29-72	>72
35~39	男	3	4-11	12-17	28-69	>69
	女	3	4-9	10-23	24-62	>62

16 哪些动作习惯会造成孕期腰背痛

　　孕期腰背部疼痛是非常普遍的问题，很多女性在怀孕期间都会出现不同程度的腰背部疼痛，但腰背部疼痛并非在孕期一定会出现，如果能够正确的认知自己的身体，并进行科学的调整，在孕期之前就有意识地进行练习和调整，有的问题在孕期也是完全可避免的，所谓"防患于未然"就是这个道理。

　　我们要了解孕期身体产生疼痛的原因：不当的姿势（站、走、坐），活动时肌肉支撑力不足，身体局部反复的动作刺激，精神紧张，身体不对称。同时，孕期女性身体出现的疼痛还与孕后肌肉状态的改变、激素改变以及生活习惯和动作习惯有密切关系。

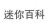

迷你百科

松弛素与腰背痛

　　孕期女性的身体会分泌大量的松弛素。它产生于孕早期，直至产后五六个月都存在于妈妈体内，松弛素的主要作用是在怀孕期间将韧带和纤维组织放松，尤其对关节处和骨盆区域起作用，也就是为什么很多女性发觉，在孕期自己的身体好像比怀孕前更灵活，更柔软，更有弹性。但松弛素也会使脊柱、膝关节及其他关节的稳定性减弱，与此同时子宫对身体压力增大，造成孕期腰背部甚至是腿脚关节疼痛明显。

所以我常常会建议，还没有怀孕的女性，如果你想有一个舒适的孕期生活，那从现在开始就要时刻注意身体的姿态，养成良好的生活习惯，这些习惯不仅会令你的身体舒服，还会使将要到来的孕期更轻松。

17 腹腔压力增大为何会造成孕期腰背痛

在孕期，我们的核心肌群将为我们提供非常强大的支持，所谓核心肌群简单说就是你腰腹一周的肌肉群。孕期由于子宫日益增大，对腰腹一周以及骨盆底造成强大的压力，为了适应这些变化，腹肌会相应的伸展。腹部的不断增大会使我们重心前移，从而又加大了我们下背部的弯曲；孕期乳房重量增加使得上背部产生驼背，腹部伸展过大，导致上下背肌肉过度疲劳。

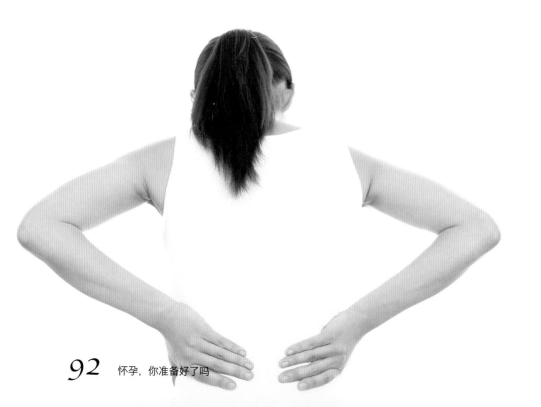

18 身体平衡度不足为何会造成孕期腰背痛

身体平衡度不足是孕期身体疼痛的关键所在，很多女性在孕期由于身体的改变，造成**体态不良**，通常两脚间距比平时大，走起路来臀部扭来扭去，很多孕妇会告诉我，这样走路很舒服，但是这样的走路姿态会给我们的脊柱、髋区、膝关节带来非常大的压力，同时也会改变脊柱自然的生理弯曲，所以腰背部区域的疼痛感就会加重。我们经常听到孕妇喊累，也常常看见她们窝在沙发里，这样不均衡的姿态和肌肉紧张长时间下来会造成子宫倾斜，使身体肌肉牵拉不均匀，从而造成腰背部区域更多的疼痛感。

19 孕期缓解腰背痛的注意事项是什么

孕期缓解腰背痛的要点有：

⊙不要长时间坐在较矮的椅子上，如果要坐，最好选择有靠背支撑的较硬的椅子，可以在腰区的位置垫上垫子。

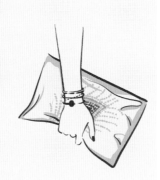

⊙不要长时间的站立、行走。

⊙站立时轻轻地收缩腹部，让你的子宫靠向脊柱，也就是轻微收卷你的尾骨。

⊙站立时双脚之间保持一定距离（大约一脚宽）。

⊙避免小腿肌肉超伸，站立时轻轻放松膝盖。

⊙不要过度弯腰俯身。

⊙少穿高跟鞋。

⊙站立时要保持后颈伸展，下巴微收，脊柱保持一条直线。

⊙要有科学的备孕期运动，稳固肌肉状态。

⊙要穿戴有支撑的胸衣。

迷你百科
姿势性腰背痛

姿势性腰背痛的原因主要是由于怀孕使正常姿势改变，激素影响使韧带松弛、腹肌功能减弱。如乳腺扩大使上肢内旋、含胸，持续肩胛骨前伸姿势使肩带和上背变得圆顿，喂奶、抱孩子等不正确姿势给胸椎、腰椎增加负担等。

有研究表明孕妇腰背痛发生率为50%~70%，腰背痛影响孕妇正常工作与生活以及使其活动力减弱。分娩后腰背痛也可能持续，68%的孕妇腰背痛症状可能持续一年以上。

姿势性腰背痛的症状表现为处于静态姿势或肌肉疲劳时腰背痛会加重，经一段时间休息或体位变化，症状可得到缓解。

动作要点

端坐在瑞士球上，腰背挺直，双手指尖始终轻贴于耳后；肩胛骨内收，上臂保持水平，肩后伸到最大幅度时保持5秒后恢复。

每组20次×2组。

❋ **坐姿张肩**

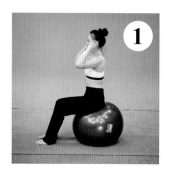

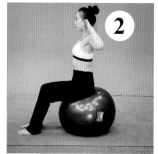

❋ **动作进阶：仰卧瑞士球张肩**

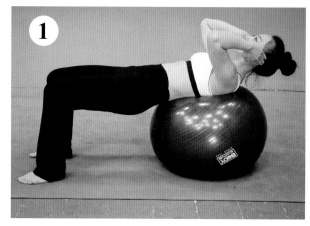

动作要点

躺在瑞士球上，肩背部贴于球上，双手指尖始终轻贴于耳后；肩胛骨内收，上臂保持水平，肩后伸到最大幅度时保持5秒后恢复。

每组20次×2组。

瑞士球有按摩肩背肌群、恢复颈椎、胸椎生理曲度、缓解疼痛的作用。

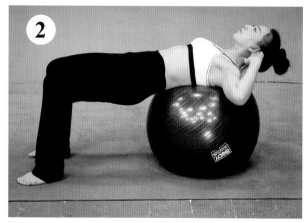

❋ 向上伸展

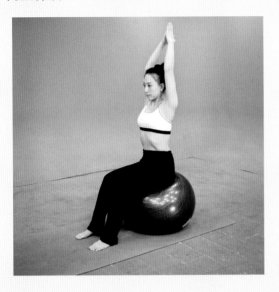

动作要点

　　向上伸展肩胛主要可拉伸中下部肩背肌群。

　　端坐瑞士球上，收腹挺胸，深呼吸，双手向上伸举到达最大幅度，使整个身体尽力向上提拉。肩胛骨中下部感觉到牵拉酸胀感后，保持。

❋ 双臂前推伸展

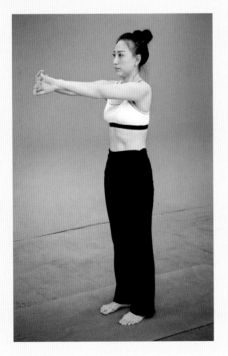

动作要点

　　向前伸展肩胛主要可拉伸中上部肩背肌群。

　　收腹挺胸，深呼吸，将十指反扣向前最远端推出。肩胛骨中上部、上臂外侧感觉到牵拉酸胀感后，保持20秒。

　　每次20秒×2组。

❋ 单侧伸展

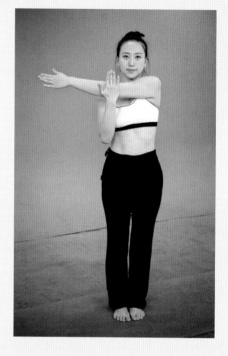

动作要点

有针对性地拉伸疼痛侧的肩胛。

直臂水平屈，手尽量向远伸，对侧手向内拉紧。到最大幅度时，肩胛骨内侧酸胀感后保持 20 秒。注意肩部放松下沉，不要耸肩。

每次 20 秒 ×2 组。

❋ 多维度伸展

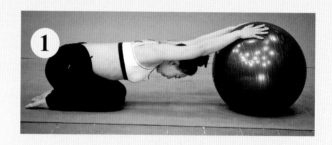

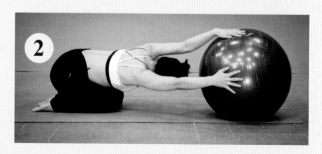

动作要点

此动作可多维度拉伸放松肩背、腰骶、上肢肌群，同时可对脊柱、椎间关节、胸肋关节拉伸放松。

向前伸展肩胛主要可拉伸中上部肩背肌群。

跪姿，腰背挺直，双手将瑞士球推到最远处，并前后、左右滚动瑞士球。

每次 20 秒 ×2 组。

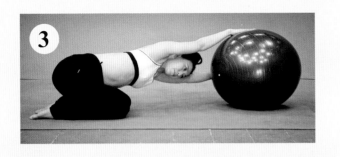

迷你百科

下腰痛或骨盆区域疼痛

　　下腰痛与骨盆区域疼痛通常伴随发生，表现为臀部远端深部以及L5/S1外侧、骶髂关节刺痛。疼痛可以放射至股骨、膝关节后侧甚至足跟。耻骨联合处、腹股沟、股骨内侧也常发生触痛或疼痛。日常生活中久坐、站、行、爬楼梯、床上翻身、单腿站立、扭转、负重时都可能出现疼痛。

22 改善下腰疼痛运动处方：力量训练

✳ 持瑞士球转髋

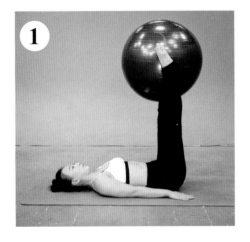

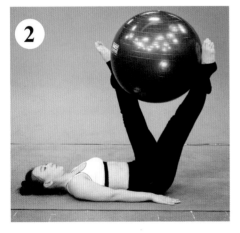

动作要点

　　①平躺，躯干紧贴地面，腿伸直，双脚夹紧瑞士球，抬起双腿并垂直于地面；②慢慢匀速降低右腿至地面呈45°，保持5秒钟，还原；再降低左脚……，如此反复。

　　此动作主要练习骨盆的扭转和腹部屈肌群力量。此动作强调缓慢和匀速，提高动作的控制性；动作快反而轻松，达不到练习效果。

　　每组10次×3组，每组间歇30秒。

①平躺，手放在身体两侧，双足略分开放在球上。背部和臀部充分抬起，使踝、膝关节、髋关节、肩关节在同一直线上，保持15秒。

②膝关节弯曲，将球拉近臀部，到最大位置后保持15秒，此时保持膝关节、髋关节、肩关节在同一直线上，之后舒展放松，如此反复。

此动作主要练习骨盆和腰骶伸肌群力量。

每次30秒×2组，每组动作间歇30秒。

✤ 瑞士球上的"平板支撑"

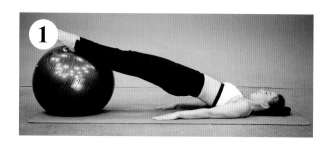

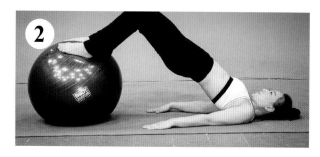

✤ 仰卧交叉蹬腿（蹬自行车）练习

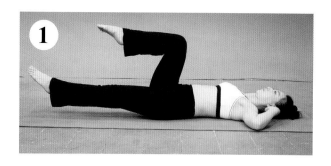

两侧腿交替屈曲到最大幅度后开始做蹬自行车动作。

此动作可练习骨盆屈肌群、大腿屈肌群力量，与生活中的蹬台阶、跨步动作相关。

每组30次×2组，每组动作间歇30秒。

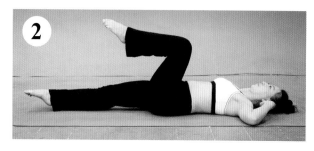

✳ 体侧支撑动态练习

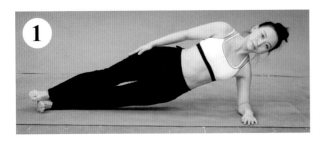

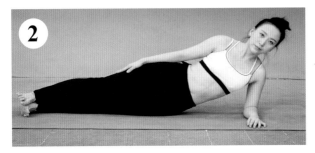

动作要点

　　侧卧，左侧上肢屈肘垂直支撑于地面，髋关节与同侧下肢贴于地面；左侧髋关节用力撑起，左侧脚踝着地，保持5秒后放松，重复上述动作。

　　此动作可加强骨盆、髋关节两侧的肌群力量。

　　每侧15次×2组，每组间歇30秒。

　　以上四组动作，分别加强了骨盆、髋关节、屈曲、后伸、两侧、旋转肌群的力量练习，可有助于缓解腰骶痛、骨盆痛。

23 改善下腰疼痛运动处方：放松拉伸练习

✳ 髋关节、腰骶侧群肌肉拉伸

　　两腿分开略宽于肩，躯干侧屈，右臂垂直于地面放松，左臂抬起到与右臂基本在同一直线上，注意头、躯干和下肢在同一平面上，不要弯腰低头。

　　如果训练时，你感到被拉伸侧有酸胀感后保持20秒后恢复，然后进行下一组。

　　每次20秒×2组。

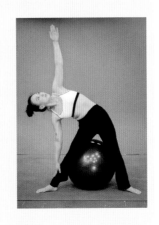

✿ 动作进阶：髋关节，腰骶侧群、后群肌肉拉伸

动作要点

双腿分开约120度，躯干朝腿伸出的方向侧屈，保持20秒后恢复。
每侧每次20秒 × 2组。

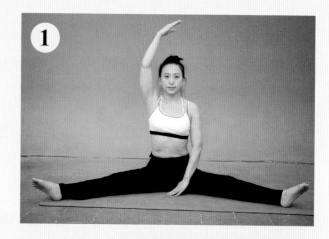

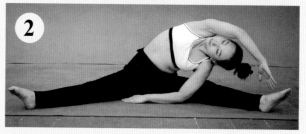

✿ 髋关节，腰骶、腰背后群肌肉拉伸

动作要点

侧弓步，上身前倾俯向地面，双手匀速向前推出，至最远处保持20秒。对侧亦同。

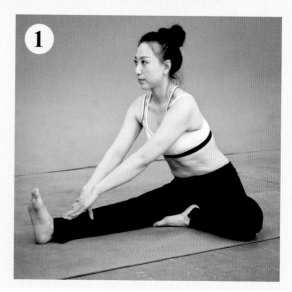

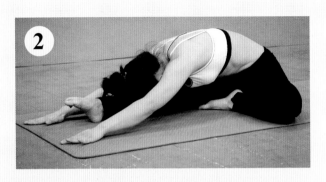

❋ 髋关节屈、伸肌群拉伸——跪姿弓箭步

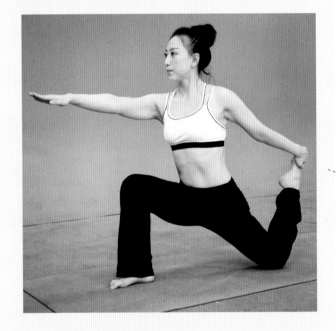

> **动作要点**
>
> 　　动作模仿弓箭步，左侧腿跪姿支撑，尽量与右脚保持最远距离处，保持 20 秒。对侧亦同。

　　以上四组动作综合性强，以骨盆、腰骶拉伸放松为主，同时也可拉伸到躯干其他各主要肌群。

24 改善静脉曲张的运动处方：力量练习

　　孕妇子宫重量增加、下肢活动受限、腿部静脉血流回流受阻以及静脉膨胀性增加可能导致静脉曲张的发生。症状通常包括下肢疼痛不适或感到沉重，怀孕后期上述症状可能加剧。

预防缓解静脉曲张的办法：穿戴弹力袜，按摩下肢肌群，抬高下肢，加强下肢力量和拉伸的练习。

动作要点

可在平地或低平台上（效果更佳），进行绷脚尖（小腿蹬伸）和勾脚尖（足背伸）交替练习。

每侧练习 20 次 × 3 组。

❀ 小腿蹬伸练习

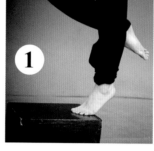
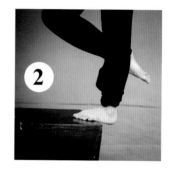

25 改善静脉曲张的运动处方：拉伸放松练习

❀ 小腿前群肌肉（胫骨前肌）放松拉伸

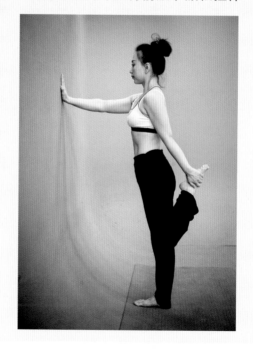

动作要点

右侧腿支撑，左小腿屈，左手拉住左脚使小腿前群肌肉拉紧。保持 20 秒。对侧亦同。

每侧 20 秒 ×2 组。

❉ 小腿后群肌肉（小腿三头肌）放松拉伸

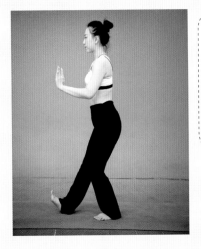

动作要点

拉伸侧足跟靠墙支撑，脚掌最大限度地接近垂直向上，拉紧小腿后群肌肉。保持20秒。对侧亦同。

每侧20秒×2组。

作者简介

徐龙雨，天津体育学院运动康复学及北京体育大学运动人体科学硕士研究生，2011年起在北京协和医院工会工作，致力于青春期健康调查、备孕期夫妇的运动处方、妊娠期糖尿病运动处方、医院员工健康状况调查、健康促进和文化建设工作。

❉ 动作进阶：瑞士球上拉伸腿部肌肉

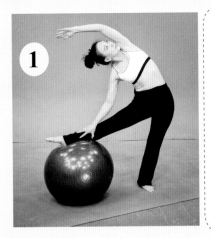

动作要点

用瑞士球辅助小腿拉伸，效果更佳。

每侧20秒×2组。

拉伸运动可以加强肌肉延展性，促进下肢血液循环、回流，从而缓解、治疗静脉曲张，同时瑞士球上的拉伸可以按摩、挤压下肢肌群，同时抬高下肢，促进血液循环。

作者简介

谢菲，知妈堂副总裁/教研总监；德国积极心理治疗咨询师；中国心理学会2013年科普工作者先进个人；自2010年从事科学胎教教学与研究，为明星妈咪提供专业胎教指导。

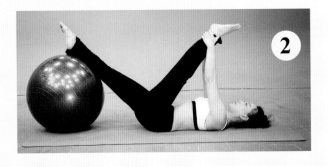

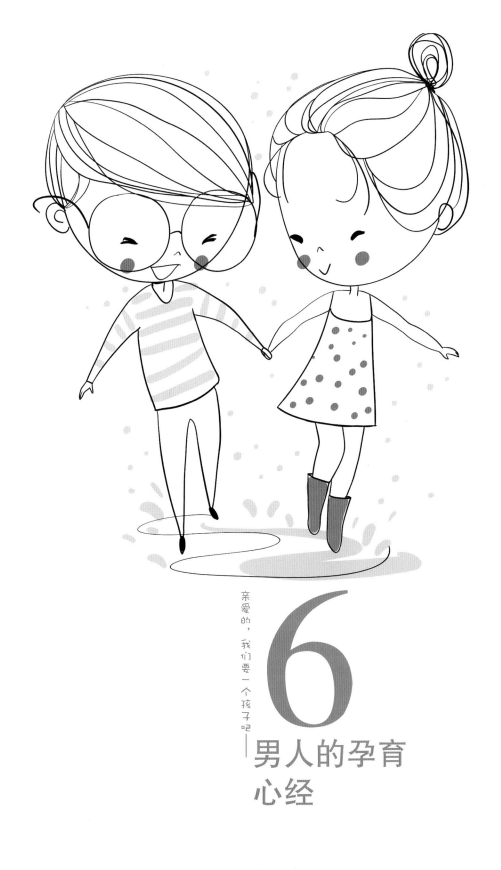

亲爱的，我们要一个孩子吧——

6

男人的孕育心经

1 男性生殖系统的组成

男性生殖系统由睾丸、生殖管道、附属腺和外生殖器组成。睾丸是产生精子和雄性激素的部位。生殖管道由附睾、输精管、射精管和尿道组成，负责输送精子。附睾的功能很重要，除了临时储存精子外，还起到营养精子、帮助精子成熟的作用。附属腺包括前列腺、精囊腺和尿道球腺。

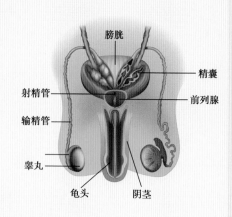

膀胱
精囊
射精管
前列腺
输精管
睾丸
龟头
阴茎

 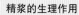
2 精液的组成

精液由精子和附属腺分泌的精浆共同组成。正常男子一次可排出 2 毫升以上的精液，其中绝大多数是精浆（约95%），另外就是精子（200 多万个）。

精浆的主要成分是水，占90%。此外含有无机离子（如钠、氯、钾、钙、镁、锌、铜、铁等），蛋白酶（如酸性磷酸酶、糖苷酶等），有机物（如果糖、柠檬酸、肌醇、胆碱、脂类物质、精氨、亚精氨、前列腺素、抗坏血酸、尿酸等）。

3 精子

正常的精子形状像小蝌蚪，可通过光学显微镜观察，分头、尾两部分。精子可通过尾部有节律地摆动向前运动，有些则在原地摆动，静止不前。精子还具有出色的爬高能力，

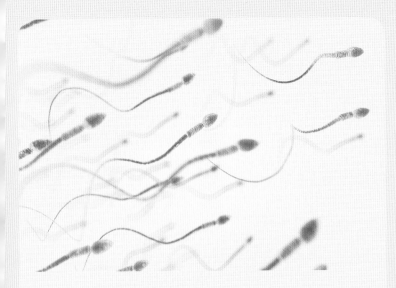

在女性生殖管道内，精子表面携带的去能因子与子宫内膜及输卵管的分泌物相互作用，精子获得受精能力的过程叫作精子获能。获能的精子才能穿透卵子外面的透明带，是精子受精前必须经历的一个重要阶段。如今，科学家可以使用人工配制的获能液培养精子，完成体外获能。

强壮的精子可爬升 5 厘米的高度。健康男子一次可排出 200 多万个精子，少于 200 万医学上叫少精症，会减少受孕的机会。精液中畸形、活动度低或死掉的精子若超过半数，也会影响受孕机会。新鲜精液接触空气会迅速凝成胶状，随后要在 30 分钟内液化。精液不凝固和不液化都对受孕产生影响。精子在体外的存活时间仅有 6~8 小时，但是"有幸"游到女性子宫腔或输卵管的精子则能存活 1~3 天之久。换句话说，同房后 1~3 天里，精子都有受孕能力。

4 受精是怎么回事

男、女成熟的生殖细胞（精子和卵子）的结合过程称为受精。通常情况下，受精发生在排卵后的 12 小时内，整个受精过程约需 24 小时。

受精需要满足几项严格的条件：①精子首先要获能。②精子要准备识别卵子：如今英国的科学家已经破译了精子与卵子的"约会暗号"，卵子靠表面的朱诺蛋白吸引并结合精子。③发生顶体反应：当精子与卵子相遇时，精子从头部分泌、释放一种特殊酶（顶体酶），溶解卵子外围的放射冠和透明带，这个现象称为顶体反应。④精卵融合：

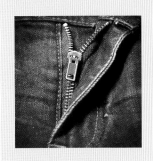

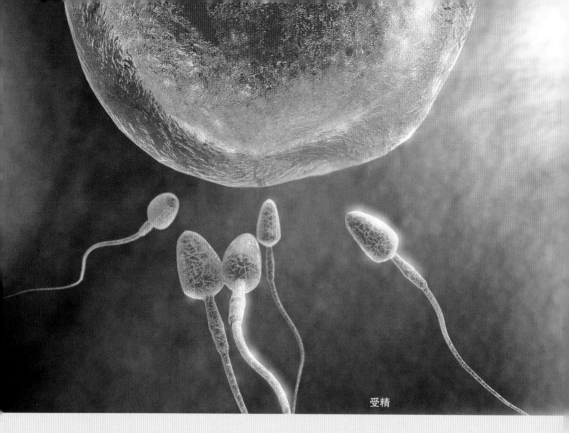

受精

这个过程包括精卵膜融合和精卵核融合。整个受精过程从已获能的精子穿过卵母细胞透明带开始，以卵原核与精原核融合结束。受精过程形成的**受精卵**标志着一个新生命的诞生。

5 畸形精子比例达到 96% 并不影响受孕

李刚和妻子已经结婚一年多了，现在工作稳定，事业顺心，于是两人决定将生宝宝提上日程。两人都是知识分子，加之生宝宝是人生头等大事，他们不敢马虎，分别去医院做各自的孕前检查。可结果一出，李刚的心凉了一大截，精子的密度、活力都非常正常，可畸形精子的比例达到了96%。小两口一直在考虑宝宝出生后会不会也畸形啊？

小两口第一时间找到了男科大夫进行咨询。大夫看完李刚的精液化验单，充满自信地对小两口说："没问题啊，精液化验非常正常啊，怀孕生宝宝没有任何问题。"此时，小两口面面相觑，一脸茫然。

迷你百科

警惕睾丸温度偏高

有些职业，如炼钢工人、职业司机等，会增加睾丸周围的温度。而精子生成的环境通常比体温略低（约1℃）。睾丸周围温度偏高会影响正常精子的发育。此外，长期穿紧身裤、久坐少动等习惯也可能导致睾丸组织温度升高，影响精子的发育和成熟。

正常的精子像小蝌蚪一样，需要在放大数百倍的显微镜下才能看见。精子在显微镜下的形态各异，就像我们人类一样，有的精子也会出现畸形。导致精子畸形的因素很多，如环境因素、个体基因、泌尿系统感染、使用激素或某些化学类药物等。

即使精子畸形，其所含的遗传物质是一样的，并不会直接导致畸形儿的出现。在性生活结束完成射精后，精子若要与卵子结合成功完成受精，必须经过漫长的路程，精子要通过长约 10 厘米的阴道和长约 15 厘米的输卵管道，这就好比一场马拉松赛，因此，只有完全正常的精子才能最终夺得冠军与卵子结合，畸形率高只会相对地降低自然受孕率。而且对于李刚来说，其精液的其他参数均正常，虽然精子畸形率高达 96%，但如果仔细计算一下，其完全正常的精子也足足有上百万条，而受精怀孕只需要一条精子就足矣，因此，正常范围内的精子畸形率是不会影响怀孕生育健康宝宝的，这下小两口终于如释重负。

6 孕育生命，顺其自然，欲速则不达

大军和小丽是大学同学，毕业后留在了同一个城市，二人婚后为了事业一直避孕，过了几年的二人世界，现在已经工作稳定，收入颇丰，两人都非常喜欢孩子，加之两人都是独生子女，两边老人也时常催促要孩子，现在两人把怀孕当成了首要任务。大军很自觉，烟酒全戒，每天锻炼身体，争取把"小蝌蚪练得壮壮的"，并在医院做了生育检查，完全正常。小丽也同样做了生育检查，显示完全正常。现在夫妻二人的任务就是每天测体温，监测排卵，只要临近排卵期，两人就提前进入战斗准备，大军提前禁欲 20 天，晚上下班早早回家配合妻子。但这样坚持了一年多，小丽的肚子仍然没有动静，加之老人的催促，小两口有些力不从心了，大军有时候出现了勃起困难，小丽的例假也出现了不规律。甚至他们现在已经考虑试管婴儿了。

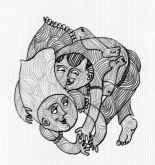

这是我们在临床经常遇到的一类患者，起初由于各方

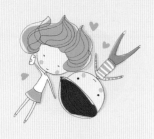

由于精子进入女性体内可存活大约48小时，因此，最科学的办法是在排卵期前后隔一天一同房，这样既覆盖了女性的排卵期，同时也不至于给双方造成生理和心理上太大的压力。

迷你百科
腮腺炎和不育不孕

腮腺炎是由腮腺炎病毒侵犯腮腺引起的急性呼吸道传染病，是儿童和青少年中常见的呼吸道传染病，成人中也有发病。以腮腺的非化脓性肿胀疼痛为突出的病征，病毒也可侵犯各种腺组织或神经系统及肝、肾、心、关节等几乎所有的器官。因此，常可引起脑膜炎、睾丸炎、胰腺炎、乳腺炎、卵巢炎等症状。腮腺炎病毒造成生殖系统靶组织炎症：睾丸炎和卵巢炎，导致男性精子数量下降和女性的流产。当然，腮腺炎引起不孕不育仍然是罕见的，但是摊在谁身上就是100%。

面的原因一直避孕。但到了想生育的时候就如临大敌，全家总动员，各种补品，各种检查，结果出现了像大军他们类似的情况，本来还很正常的两个人，大军出现了勃起困难，小丽的例假也出现了问题。他们主要有以下几方面的问题：

❋ **自测排卵期，到了排卵期必须同房**

这种方法是不可取的，每天监测体温可以很好地预测排卵期，但仅仅是预测排卵期可能在哪几天附近，但这并不是绝对的。女性的排卵期受个人身体条件、环境因素和心理因素等多方面的影响，往往并不那么绝对，尤其是像小丽这样每天都把监测体温怀孕当成一个首要任务的女性往往心理压力都比较大，这会影响她的整个内分泌环境，从而影响排卵，最终导致了其例假不规律。

❋ **到了排卵期必须"交作业"**

性生活本身是一件愉快的事情，它只是人类繁衍的步骤之一，但像大军和小丽的做法往往会适得其反，而且他们的做法也具有一定的普遍性。刻意安排在排卵期进行性生活，这种做法带有一定的目的性，尤其对男性来说往往会造成一

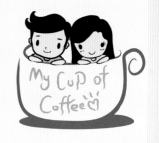

定的压力，出现勃起困难或仅仅是为了应付差事而仓促完成。而且这种性生活往往缺乏足够的性刺激、性唤起或性前戏，性生活质量往往不高，女性很难达到高潮。国外已有相关报道指出，高质量的性生活，尤其是女性性生活质量高的夫妻更容易受孕。所以，千万不要让你老公成为"**定点射精的工具**"。

❋ **为保证精子质量在排卵期前 20 天就开始禁欲**

精子的产生与其凋亡同时进行，在新的精子产生成熟

的同时不断有衰老的精子发生凋亡。过度的性生活和过少的性生活都会影响精液质量。过度的性生活会导致成熟精子偏少，而过少的性生活则会导致精液中有大量衰老凋亡的精子。像大军这样禁欲 20 天后再在排卵期同房，精液质量往往不高，精子活力一般较低，畸形率往往较高，从而不利于受孕。对于他们来说合理的性生活频率一般为每周 1~2 次，这既可以保证精液质量，同时也不会令双方承受过大的心理压力。

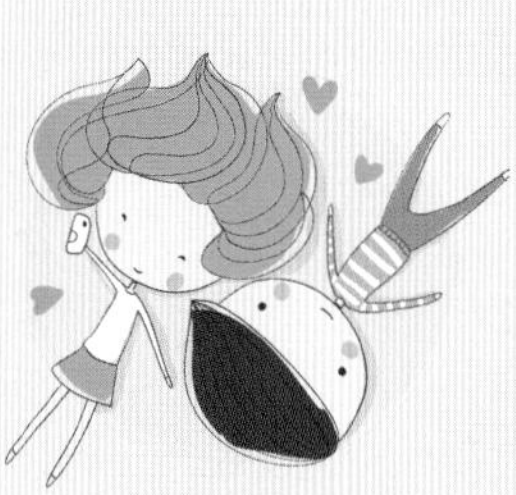

备孕指南

对那些经过反复的检查和治疗，最终被认为确实没有治疗价值的不育患者来说，一定要理性的分析，勇敢地面对现实。孩子只是生活的一部分，但不是生活的全部，只要两个人感情和睦，也一样会过得很幸福。若一味不计后果地继续治疗，其结果只能是“竹篮打水，人财两空”，甚至最终有可能影响夫妻感情，接受“被动放弃”。

7 备育前，男人要提前保护好自己的睾丸

虽然睾丸是男人的“生命之源”，但它却没有得到充分的关注，被安排在了人体的外表面，成为一个“不设防”的堡垒，脆弱而容易受到伤害，环境和生活中的许多不良因素都会损害睾丸产生精子的功能。在备孕前，男方应尽量回避这些不利因素，常见的不利因素主要有：

✲ 桑拿浴和紧身裤

睾丸的产生精子的适宜温度要比体温低 1~2℃，桑拿浴破坏了阴囊的保温和温度调节功能，损害睾丸产精和精子发育成熟。因此，我们的观点是：要享受，洗桑拿；

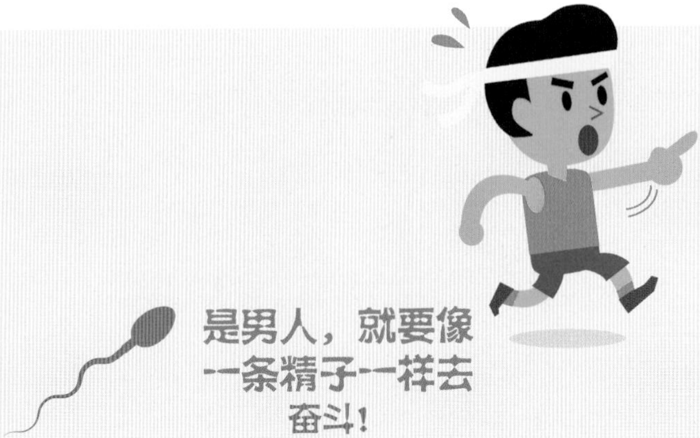
是男人，就要像
一条精子一样去
奋斗！

要孩子，洗淋浴。

穿紧身内裤与桑拿浴有着"异曲同工"的后果，同样也会干扰阴囊的正常温度调节功能。而且平时工作生活和运动时也应该避免穿紧身裤。因为睾丸在工作过程中更喜欢温度较低的环境，其在产生精子的时候要求周围温度要略低于身体温度，但穿紧身裤可以导致睾丸局部温度增高，进而影响精子生成，因而我们建议穿平角棉线裤，以提供睾丸一个适合的生精温度。同时，热水坐浴、桑拿、久坐、日光浴等均因导致睾丸局部温度升高而不建议进行。

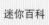

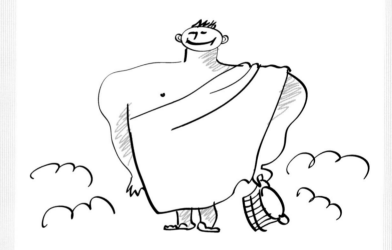

❋ 经常服用药物

睾丸十分脆弱敏感，药物，尤其是抗生素、抗肿瘤和精神类药物均会对睾丸产生毒副作用，影响睾丸的生精功能。

❋ 接触重金属、毒害物质、放射线污染的环境

家庭装修中产生的有害物质，如甲醛、二甲苯、大理石释放的超标射线均会损害睾丸生精功能。

✿ 精神紧张

工作生活中的精神压力过大可通过影响下丘脑 - 垂体分泌的性激素水平来影响男性生育。

✿ 大量吸烟和酗酒

吸烟、酗酒都可以直接损害睾丸功能，导致精子的畸形率增加、密度减少、活力降低，而且，经过验证，在戒除烟酒一段时间后，精液质量会有较明显的提高。所以，为了自己、家人和下一代的健康请远离烟酒。

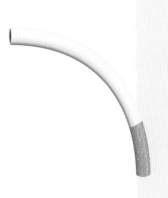

8 排出精液量过多过少均非好事

很多人传统上都认为精液和精子是一码事，其实不然。精液包含精浆和精子两部分，精浆是精子生存的主要环境，含有各种营养成分，精子只占精液的很小一部分，精液的成分变化会影响精子的质量。

很多男同胞都以为排出的精液量越多越好，认为这是男人强壮的体现，说明生育能力和性能力强。事实上，过多的精液量可能是疾病或身体要出现异样的先兆。即使没有疾病发生，过多的精液量也会影响精子质量。正常情况下，正常男性一次射精量 2~6ml，若超过 6ml，可能存在生殖系统炎症，此时精液中的营养成分和精子的密度均被稀释，导致精子营养供给不足，精子活力下降，从而降低生育能力；相反，如果精液量过少，则难以“对抗”和稀释女性阴道内的不利环境，从而影响精子活力和受精。造成精液量过少的原因主要有性生活太频繁、慢性消耗性疾病、各种慢性不良刺激和紧张焦虑。

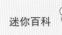

迷你百科

精液的液化

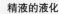

精液的液化程度影响精子的活力。刚射出的精液最初呈胶冻状态，比较稠厚，经过 5~30 分钟逐渐液化，从而有利于精子的游动并与卵子结合。但如果超过 60 分钟仍未液化，将严重限制精子的活动，不利于精卵结合。精液不液化主要与前列腺功能异常和雄激素水平低下有一定关系。

9 为何我的精液检查每次结果都不一样呢

　　门诊有很多患者反映他们每次做精液化验时其结果均不一样，甚至有时会出现天壤之别，其实这也没必要过度关注。导致这一情况出现的原因可能有以下几方面因素：

❋ 两次排精的时间间隔

　　根据精液化验的要求，两次排精之间应间隔3~5天为宜，间隔时间偏短可能导致精子密度偏低，间隔时间过长的话则可能导致精子畸形率增加，活动率降低。因此，不同的排精间隔期可导致不同的精液化验结果。

❋ 取精地点

　　由于精液取出后立即送入实验室进行相关化验检查，所以最理想的取精地点应该就在实验室附近。但是有的患者对此并不适应，甚至出现了取精困难，因此他们往往会

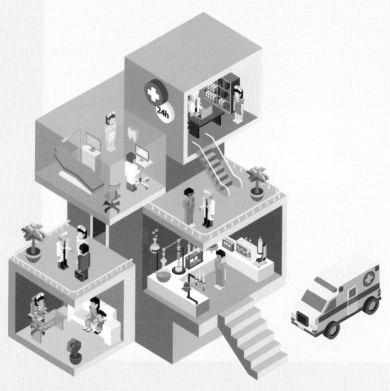

选择在家里或宾馆里取精，然后再送到医院检验科。这就出现了一个问题，精液在运输过程中温度过高、过低都将影响精液中的某些指标，而且其中的某些参数还需要精液在排出后立即送检，这些都将会导致精液化验的不确定性。

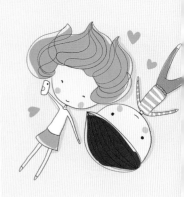

✱ 取精方法

最理想的取精方法自然是手淫取精法，然而有的患者手淫取精困难，更倾向于性交中断取精法或避孕套取精法。然而这两种方法均有各自的不足：性交中断取精法可能导致射精不充分，不易收集到所有精液，且还会受到女性生殖道内环境的污染影响；而避孕套取精法则更不可取，因为避孕套内本身就含有一定的杀精成分，而且避孕套内还会残存一定的精液。

✱ 人为因素

不同实验室、不同检验员对同一份精液样本也会得出不同的精液报告，这是因为在精液检测过程中也会掺杂一定的人为因素。

此外，人的精液还存在一定的生理波动，因此，若想反映患者精液质量的真实水平可在同一医院每间隔 3~5 天化验一次精液。连续化验 2~3 次。

⑩ 家庭内提高受孕率的调理方法

当遭遇生育困难的时候，除了去医院寻求医生的帮助，在家庭内部有很多提高受孕率的方法也非常值得我们借鉴：

✱ 饮食调节

很多备孕的夫妇普遍认为在备孕期间吃得够精够好就能增加受孕率，其实大可不必，我们建议均衡全面的营养

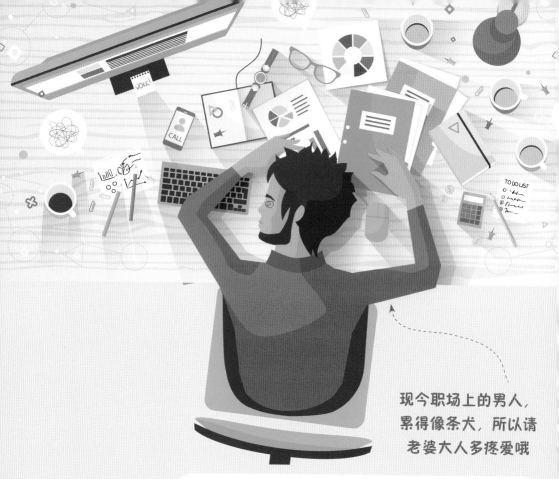

现今职场上的男人，累得像条犬，所以请老婆大人多疼爱哦

支持是最好的，并有倾向性地偏向于维生素含量丰富的食物，尤其是维生素 A、C、E 含量丰富的食物。

❋ 适量运动锻炼

过度的运动可引起精子密度下降、活力降低。适量运动可以增强活力，保持身体健康。

❋ 掌握合适的性生活时间和频率

众所周知，若想成功受孕，肯定需要在女方排卵期间男方可以成功地将精子送至女方体内。男方的性功能是一方面，更重要的一方面是女方排卵期的确定。现在传统的监测排卵期的方法有基础体温图分析、快速尿液测定排卵及 B 超监测排卵。然而这些方法并非完全准确，对于月经周期规律的女性，其预测的排卵期与实际排卵期仍可有 1~2 天左右的出入，但由于精子进入女方体内后可存活 48 小时，因此若在排卵期前后隔一天一同房则可完全覆盖整个排卵期。对于月经周期极不规律的患者则需另当别论了。

❈ 掌握一定的性生活技巧有助于增加受孕机会

男性在整个生育中的作用无非是在排卵期将足可以受孕的精子成功送入女性阴道内。因此，掌握一定的性生活技巧也是非常有必要的，而且已有研究显示女性在性高潮时更容易受孕。性生活时建议尽量做足前戏，以增加女性阴道润滑度，方便阴茎插入，并可促进女性高潮的来临。最好不用润滑油，若确实插入困难需要使用时，建议使用比较安全的植物油、橄榄油或油胶类润滑剂。对于勃起困难的患者，可考虑使用万艾可，而且此药对于生育没有不良影响。此外，还需要选择恰当的性交姿势，为增加受孕概率，一般建议选择男上女下式，而且在男性射精后最好将女方臀部垫起抬高一段时间，一般 1 小时左右为佳，这样可以保证精子有充分的时间液化进入子宫颈，从而增加精卵结合的机会。但对于子宫后倾的女性则应该翻转身体俯卧，同时抬高臀部。

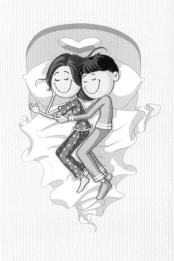

11 选择最佳的生育时机

最佳生育时机是指夫妻双方的**生育年龄**和**生育季节**。如果夫妻俩打算要孩子，不妨注意以下事项。

❈ 生育年龄

生育年龄对于女性的要求是比较高的，一般认为女性的最佳生育年龄在 26~29 岁，超过 30 岁女性的生育能力开始下降，而超过 35 岁的女性，其下一代遗传异常的机会明显增加。而且年龄越大的女性其出现难产或怀孕过程异常的概率会明显增加。对于男性来说，最佳生育年龄则比较灵活，一般认为可以横跨男性的 20~40 岁，但是男性的生育能力可以一直延续到生命的终点，而且晚年男性出生孩子的健康问题也并不像大家想象得那么严重。

✿ 季节选择

夫妇根据其不同的生育要求和计划可能会选择不同的生育季节，但从医学角度出发，认为怀孕和孩子出生在春夏之交比较好。在春天，人的体能和精神状态在一年中达到最高峰，而且此时万物复苏，各种新鲜的蔬菜水果纷纷上市，可以供给母亲及胎儿充分的营养，加之此时空气质量较好，更有利于胎儿发育。经过怀胎十月，孩子将出生在次年的春末夏初，给孩子洗澡和喂奶都比较方便，孩子不易感冒。虽然这个季节是传染病和各种感染性疾病的高发季节，但此时的孩子过继了母亲的免疫能力，对上述疾病具有一定的抵抗能力；度过了传染病高发的夏秋季节，进入冬季后孩子的过继免疫能力逐渐消失，而自身的免疫系统发育尚不完善，对感染性疾病的抵抗力较差，但进入冬季后传染病的发病率也明显减少。综合考虑，我们建议 6~7 月受孕，孩子 4~5 月出生，此时可为母亲及孩子提供更多的“便利”条件。

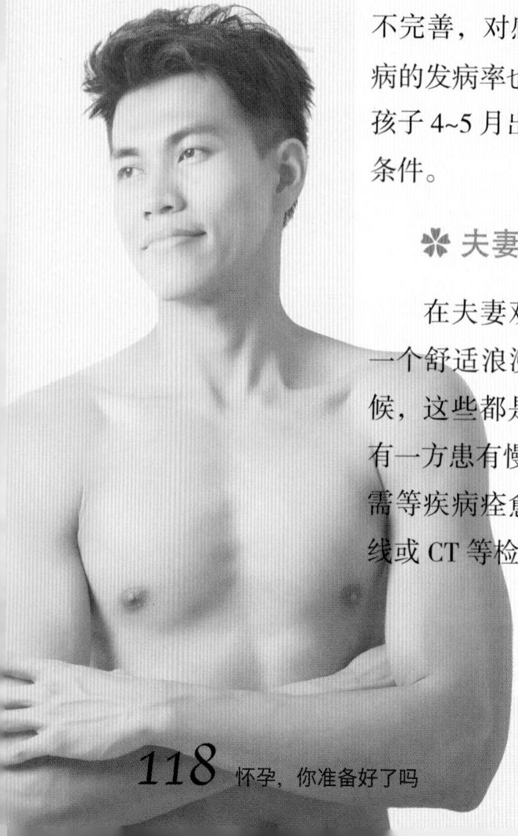

✿ 夫妻双方身心状态处于最佳状态

在夫妻双方身体状态和心理状态达到最佳状态，拥有一个舒适浪漫的性生活环境，同时掌握了一定性技巧的时候，这些都是生育一个健康孩子的有利条件。若夫妻双方有一方患有慢性疾病，或长期服用某些药物，最好不要怀孕，需等疾病痊愈半年后或停药 3 个月后再怀孕。若经历过射线或 CT 等检查也应至少避孕 3 个月。

移动医疗与备孕

提高就诊的效率及诊前、诊后的干预效果

通过移动医疗的手段，大家可以在线向医生咨询，医生能够通过在线咨询，为一部分不需要到医院的人提供建议，避免他们到医院浪费时间。

另一方面，通过移动医疗的提前咨询，能提前告诉那些的确需要去医院的人在医院里需要完成哪些工作，甚至可以基于地理位置的服务（LBS），推荐附近的医疗点，并实现更为优化个性的健康服务，方便其尽早进行规划。

第三，在诊后阶段，通过移动医疗配合智能药盒、智能体重秤、智能体成分仪等工具，能够让医生及时掌握备孕夫妻的依从情况，如果准爸爸、准妈妈没有按照要求执行，医生还可以与他们通过移动医疗的远程交流功能进行沟通和提醒，实现有效干预的目标。

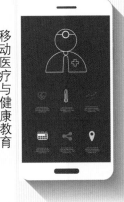

移动医疗与健康教育

作者简介

白刚，2014 年毕业于北京协和医学院外科学专业，并取得医学博士学位，师从我国著名男科学专家北京协和医院泌尿外科李宏军教授。毕业后进入山东大学附属生殖医院泌尿外科和生殖男科工作，熟练掌握男科常见病、多发病的诊断及治疗，尤其擅长男性不育症的内外科治疗、性功能障碍及男性更年期的诊治。

王合锋，男，2009 年毕业于山东大学医学院外科学专业，并取得医学博士学位，毕业后进入济南市儿童医院外科工作，主要从事小儿泌尿外科、普外科的先天性畸形的矫形手术，熟练小儿外科常见病的诊断及治疗。

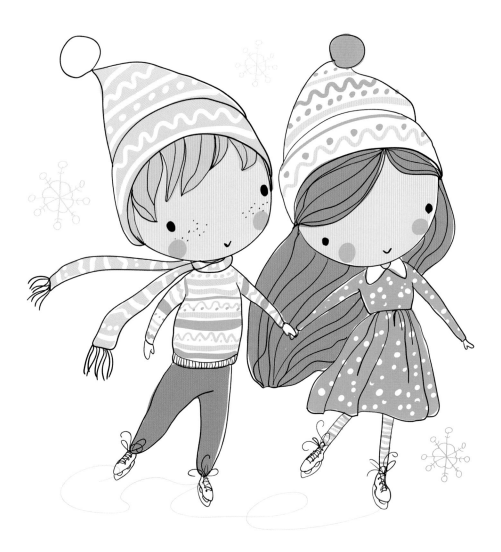

亲爱的，我们要一个孩子吧——

7

中医的奥秘

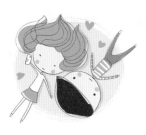

孕育繁衍后代是人类天生具备的生理功能，而很多夫妻对于备孕紧张忧虑，产生疑问甚至恐慌，不少人寻求医生咨询。有的是夫妻双方身体本无大碍，缺乏对人体生理卫生知识的了解而造成的过度焦虑，有的是确实存在疾病而影响备孕。在进行完善的西医理化检查、作出诊断分析及治疗后，大家求助于中医去改善体质、调理身体功能、辅助西医治疗疾病，中西医结合"双管齐下"以利于怀孕是发挥中医药优势的正确选择。但患者需要在正规中医的正确指导下获得帮助，切勿盲目滥用中药，延误病情。

1 气血调和，阴阳平衡

中医学以阴阳理论为基础，重视"天人合一"，讲究脏腑经络气血调和，从而达到"阴阳平衡"的目的。对于健康，中医的认识是人体气血充盛，脏腑之间功能协调，不发生疾病。而怎么能孕育出健康的宝宝呢，古籍《女科正宗》指出："男精壮而女经调，有子之道也"。男精壮指精液常规检查正常，性功能正常；女经调指月经正常，无妇科疾病。夫妻双方要知晓自己是否精气旺盛，可以先了解一些中医脏腑理论和养生的知识。

中医认为胚胎的形成源于父母精和血的融合，阳精来源于男方，阴血来源于女方，精血充足，则胎元质量好，孕育出的宝宝健康体壮。就是说一个宝宝的父母身体健康、出生时足月顺利，那么这个宝宝的先天营养基础就好；父母身体虚弱，气血不足，孩子先天肾精则虚弱，若再出现早产或分娩时的产伤等不顺利因素，则宝宝先天肾精虚亏、禀赋不足，不能给后天生长发育提供一个良好的体质基础。中医理论认为影响精、血形成的重要脏腑和经络是肾、肝、脾和冲任两脉。需要强调的是，中医此处的肾、肝、脾并不是和西医解剖学的具体脏器一一对应。

2 肾

中医学认为肾藏精，肾为"先天之本"，是人体元气的发源地。肾气的充盛源于父母先天禀赋，依靠后天个人生活的调养。肾藏元阴和元阳，男子以肾为先天，肾阳气足、肾精旺盛，则利于生育。备孕夫妻不宜长期熬夜或操

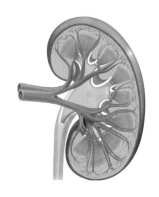

劳过度，劳则伤肾。中医学所谓的"过劳"包括体力过劳、脑力过劳、房事过度等；"过劳"则暗耗人体肾之阴精，长期阴虚会出现头晕耳鸣、神疲倦怠、颧红潮热、盗汗消瘦、腰酸腰疼、失眠多梦，男性遗精、早泄、少精、阳痿，女性经血稀少、脱发口干、眼涩发花、皮肤粗糙等。上述因素不一定直接导致不孕不育，但脏腑功能失调、肾精元气耗伤日久，必定使受精卵质量下降，影响胎儿的最初发育。

3 肝

中医学认为肝有藏血功能，女子以肝为先天，阴血充盛则月经血量得到保证、卵子质量优良。肝血充足是女性与男性阳精结合形成胚胎的优良基础。肝还具备疏泄气机功能。"百病生于气"，中医十分重视肝对人体气机的调节功能。肝像一个交通警察，人体经络气血该向哪里输送，是不是运行通畅，都要听交警的调度和指挥。妇女月经规律地来潮、月经血量的控制均与肝的疏泄功能是否正常密切相关；肝疏泄功能还影响脾脏对营养物质的吸收。俗话说"怒伤肝"，影响肝疏泄和藏血功能的重要因素有情绪不畅、急躁易怒、压抑郁闷、嗜酒无度等。现代社会人们精神和工作压力很大，使肝失疏泄，人体气机郁滞；气行则血行，气滞则血瘀，长此以往，经脉气血瘀阻，如城市道路堵车一样，妇女发生乳腺增生、甲状腺结节、痛经、子宫内膜增厚、输卵管不畅、卵巢囊肿、子宫肌瘤等疾病，影响了生活质量，甚至影响妊娠。

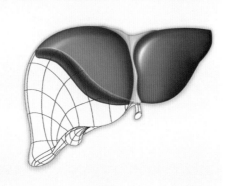

4 脾

中医认为脾为"后天之本"，称为"气血生化之源"。脾主运化和吸收营养物质。脾像人体的营养仓库和转运枢纽，脾气充足，饮食营养运送至全身，则人有精神、体力好，肌肉坚实，饮食和排便功能正常。脾胃功能调和，是后天补先天的辅助力量。一个人出生时体质强壮，而后来不注意脾胃调养，逐渐会耗伤肾精使元气不足，则会不利生育。西医总提"病从口入"，

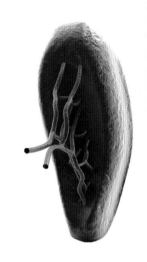

中医更重视饮食调养，备孕双方不宜过食油腻厚味、冷饮甜酒、烟酒辛辣等，切忌过度减肥，损伤脾气，水湿存聚，湿热蕴积，影响人体营养物质的吸收，出现贫血、消瘦或虚胖、腹胀腹泻、湿疹水肿、白带增多、经血减少或淋漓不尽等，严重者影响备孕。另外，冲任二脉是人体重要的经络，冲为血海，任主胞胎，二脉流通，精血方能相融孕育成胎。冲任调和同样依靠肾、肝、脾等脏腑功能的正常。

5 备孕疑问

❀ 我好几次胚胎停育，妇科激素水平异常，怎么调养？

建议完善西医相关理化检查，明确不良孕史的原因，如染色体异常、妇科激素水平紊乱、子宫内膜增生异常等，医生再通过望闻问切四诊，辨证分析中医病机，具体分清属于中医虚证还是实证、寒证还是热证，是否存在气滞血瘀、痰湿内盛等，是否与肾、脾等脏腑功能失调有关，以进一步辨证施治。切忌盲目进食补肾补血的保健品或药物。

✽ 我年轻时工作忙，好几次怀孕都人流做掉了，现在子宫内膜薄，怎么办？

中医认为人流手术操作属于"金韧之伤"，直接折伤肾经元气精血。"精气夺则虚"，中医辨证多数属于肾虚血亏证，可以求助中医给予扶正补益、补虚养血的中药治疗，特别是部分中药，如阿胶、紫河车、鹿茸、鹿角胶、鳖甲等称为血肉有情之品，补益作用良好。

✽ 我查体发现亚临床甲状腺功能减退和桥本氏病，如果备孕，西医给予了甲状腺激素治疗，需要中医治疗吗？

这种病证多属于中医脾气虚弱、肝气郁结之证，无明显临床不适，可以随诊不服中药。在完善西医治疗后，如果出现了精神不振、乏力倦怠、怕冷畏寒、手胀腹胀、情绪不畅、胸胁胀痛、腰酸便溏、脱发经少等表现，可以中药治疗，防止肝郁脾虚证进一步损伤肾气，不利生育。

6 饮食调养

备孕夫妇希望把自己的体质调整到最佳状态，不少人想到服用补品或补药。很多人听说或开始认识中医源于"中医治病治本，中药天然无毒，中药能补气补血，中医能让人强壮体……"等，这些说法有些是片面的。药食同源，但"是药三分毒"。随着人们经济条件的优越，滋补营养品市场火爆，而选择是否需要进补及选择何种补品，一定要讲究因人、因时、因地的"三因制宜"，即要依据个人体质的不同需要，季节、地域的差异等综合分析选择。首先，"虚则补之"，补品和补药是针对虚证的，若无体虚，盲目进补则适得其反。中医门诊经常见到男性要求补肾壮阳，女性要求补养气血，而医生诊治后患者体力旺盛、面色红润，情绪、饮食、大小便、睡眠等状况均良好，常规查体无疾病，性生活正常，精液

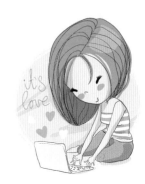

中医经典著作《黄帝内经》中提出了养生原则：法于阴阳、和于术数、饮食有节、起居有常、不妄劳作、避免邪气、调节情志。即人体要和大自然、社会做到协调相融，顺应自然环境去调养身心，使自己的身体状况和能力去适应自然和社会环境，不能过度安逸和消耗体力，精神不能过度紧张以超越了自控调节，以丰富多样的饮食来营养身体，不暴饮暴食，注意四季寒温变化，防止感受外邪，减少思想压力，平和处事。

常规和女性月经正常，则无需服用补药。若确实存在体虚，也需要经过医生判断是气、血、阴、阳哪方面虚，并且与哪些脏腑有关，再作治疗。门诊常见一些男性形体壮实、多汗口苦、尿黄便秘、舌红苔黄厚腻，属于阳盛火旺的体质，却为补肾辅助生育，服用人参、鹿茸、肉苁蓉、锁阳等补益壮阳之品，导致鼻衄、头胀、眼红、便血、心慌、失眠、燥热等阳亢热盛证候，此类盲目进补无异于抱薪救火，反受其害。切勿把金匮肾气丸、六味地黄丸、强肾片等当成万能的男性补肾药，也不是所有女性都能服用十全大补丸、鹿胎膏、阿胶补血膏、固元膏等补养气血的。

经过正规医生的诊断，大家可以适当从生活和饮食方面进行调养，如常见的补气、补血药物和食物有黄芪、党参、太子参、西洋参、山药、莲子、当归、阿胶、紫河车、大枣、桂圆等；补阴药物和食物有冬虫夏草、枸杞子、麦冬、石斛、桑椹子、黑芝麻、百合、银耳等；补阳的药物和食物有：仙灵脾、肉苁蓉、鹿茸、锁阳、肉桂、羊肉、狗肉等。

7 用药提醒

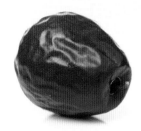

虽然老百姓常说"药食同源"，但中药毕竟不都是食物，某些药物非但不能补益气血，反而具有损害胎元以致堕胎的副作用，对于备孕的妇女没有特殊的必要性应尽量避免服用。根据药物对胎元损害程度的不同，一般可分为禁用和慎用两类。禁用的大多是毒性较强，或药性猛烈的药物，如巴豆、牵牛、大戟、斑蝥、商陆、麝香、三棱、莪术、水蛭、虻虫、芒硝、雄黄、砒霜等；慎用的包括具有通经祛瘀、行气破滞、辛热、滑泄作用的药物，如桃仁、红花、大黄、枳实、附子、干姜、肉桂、辛夷、半夏、牡丹皮、薏苡仁等。上述药物如果备孕妇女因已患内外科疾病必须治疗，中医

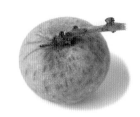

会在选用有峻猛作用的药物前建议先治疗原发病再怀孕，备孕前一月左右停药，之后再同房试孕；对于正在服用慎用药者，一旦发现妊娠应立即停药，根据服药时间可以咨询处方医师了解药物影响。另外，其实中药是在辨证论治的基础上灵活应用的，上述行气活血通经药物在某些疾病，如输卵管不通、盆腔囊肿或炎症等疾病治疗中疗效良好，女性备孕过程中仍然可以依据病情使用，不但不会造成流产风险，反而起到助孕作用。再有，当服用了疏风清热解毒或辛温散寒解表的感冒中成药后发现已经妊娠，不必慌张，可以请内科和妇产科医师针对感冒性质作出分析，除外特殊的病毒感染，并经药师分析认可了药物成分的安全性，可以继续妊娠，停药后定期随诊观察，无流产发生即可。总之，只要经过正规医师的指导，无需谈药色变。

作者简介

宣磊，就读于北京中医药大学，毕业后一直在北京协和医院中医科工作，中国协和医科大学中西医结合临床医学硕士毕业，主治医师；目前为全国第五批名老中医学术继承人，全国中医师承临床博士在读，主要研究方向为风湿免疫系统疾病和中医内科杂病、妇科疾病的中医诊疗。

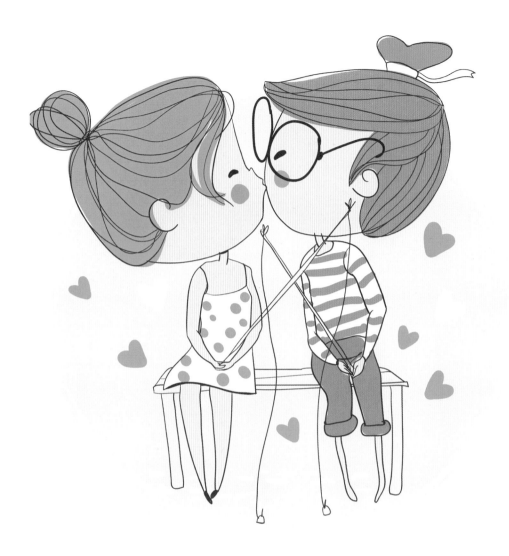

亲爱的，我们要一个孩子吧——

8

"神奇"的
人工受孕

试管婴儿即体外受精技术，是从女性体内采集卵子，然后在体外与男性的精子结合，成功形成受精卵后，再移植到女性子宫中，受精卵逐渐发育成胚胎，直至出生。

试管婴儿技术示意图：

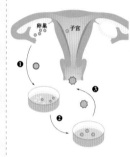

① 采集卵子
② 体外受精
③ 受精卵重新放回子宫发育

试管婴儿技术使不孕症治疗成为可能，它的发明者英国科学家罗伯特·爱德华兹（Robert G. Edwards），于 2010 年获得诺贝尔生理学或医学奖。

有一天，门诊来了这样一位女士。43 岁，长发披肩，身着合体优雅的服饰。一坐下就说：

——"我想生个孩子……"

——"你结婚了吗？"

——"没有结婚。我想借精生子，我要做试管婴儿。我是'走地球的'，我就是想把我的优秀基因传下去，不在乎是哪个男人的精子……"

这样可以吗？

听过这位女士的叙述，了解到她的确是一位事业上的成功人士，有所谓的基因优秀，经济基础良好。但是仅仅这样就够了吗？首先，我们要了解一下试管婴儿是不是想做就可以做。

1 单身可以做试管婴儿吗

对于此项技术，只有符合法律条件要求者才能做。那么做试管婴儿的法律条件都有哪些呢？

首先这是针对不孕不育患者的治疗方式。不是什么人都允许做的。另外对于不孕不育患者来讲，还要具备国家规定的三证才可以做，即结婚证、夫妇双方的身份证和准生证。由此可见单身在国内是不可以做试管婴儿的。因为试管婴儿技术会牵涉很多伦理问题，在此方面国家法律还规定实施人类辅助生殖技术应当遵循知情同意原则，并签署知情同意书。涉及伦理问题的，应当提交医学伦理委员会讨论。

2 任何医院都可以开展试管婴儿技术吗

试管婴儿技术并不是任何人都可以做，而且也不是所有医院都可以开展的。对于开展试管婴儿技术的医院也同样有法律的要求。要开展此项技术，必须要经过国家卫计委批准的人类精子库签订供精协议。严禁私自采精，而且医疗机构在实施人类辅助生殖技术时应当索取精子检验合格证明。

可见，国家法律对于试管婴儿技术给出了很多的限制，但是目前来说还是不够完善。无论是不孕不育患者，还是医疗机构都需要在法律条件之内进行。

3 什么是无精症

近几年，由男性无精症引起的不育越来越多。在门诊时常会遇到年轻的夫妻，结婚好几年都还没有孩子。看到人家的小宝宝都快能打酱油了，自己的还不知道在哪呢！实在没办法，到医院检查，丈夫根本没精子，简直是晴天霹雳呀！这样的夫妻怎么办？

无精症比较常见，也是最令男性头痛的问题。无精症的诊断很简单，精液离心后取沉渣镜检，3次均未发现精子，可确诊为无精症。无精症占男性不育症患者的15%~20%，病因繁多，可大致分为两大类：一是睾丸本身功能障碍，称为原发性无精症或非梗阻性无精症；二是睾丸生精功能正常，但因输精管道阻塞，精子无法排出体外，称为梗阻性无精症。一般睾丸穿刺没有精子，即可认为睾丸生精异常。

4 无精症如何治疗

✳ 无精症治疗

梗阻性无精症治疗：一般显微镜下输精管吻合术疏通。也可以行附睾穿刺，获得精子，之后进行试管婴儿。受精方式一般采用卵胞浆内单精子注射（参见下文）。

非梗阻性无精症：一般没有治疗意义，考虑供精试管婴儿。

✿ 卵胞浆内单精子注射（ICSI）

由于 ICSI 技术成功率较高，目前采用 ICSI 治疗不育有日益普遍的趋势。但实际上 ICSI 治疗时常为辅助生育技术中最费力、最昂贵和最有侵入性的方法，而且有可能增加新生儿出生缺陷及携带遗传学缺陷的风险。因此，临床工作中应严格掌握 ICSI 的适应证。ICSI 是作为低创伤、低费用的常规治疗失败后的最后手段。

5 什么是供精试管婴儿

这就要借助精子库了。做供精试管婴儿，一定要使用正规精子库的精子。不要私自使用别人的精液，以防出现很多麻烦及伦理问题，如乱伦、敲诈勒索等。

通常而言，只有持有供人工授精、体外授精 - 胚胎移植批准证书的生殖中心才可以利用精子库进行助孕。个人要想获得精子，只能通过生殖中心间接获得。生殖中心提供的精液，都是冷冻半年，并经过复检合格的。这样才能保证提供的精子“优秀、安全”。只有经过国家卫生部门审核，正式批准的人类辅助生殖机构，才能进行供精试管婴儿。

迷你百科

人工授精的分类

人工授精（AI）是指采用非性交的方式将精子递送到女性生殖道中以达到使女性受孕目的的一种辅助生殖技术。

按照精子的来源，人工授精可分为来自丈夫精子的夫精人工授精（AIH）和来自第三方精子的供精人工授精（AID）。

按授精部位的不同，分为 6 种，最常用的是经宫腔内人工授精。

① 阴道内人工授精；

② 宫颈内人工授精；

③ 宫腔内人工授精；

④ 腹腔内人工授精；

⑤ 卵泡内人工授精；

⑥ 经阴道输卵管内人工授精。

6 什么是阴道内人工授精

在妇科门诊，曾遇到这样的病人。在刚开始的时候她会告诉我们结婚 6、7 年了，从没有怀孕过，迫切想要个孩子。当我们询问到性生活如何，就开始支支吾吾了，脸涨得通红。告诉我们夫妻从来没有成功进行过真正的房事。双方都接受了检查，没有器质性病变，精液检查在正常范围。丈夫阴茎可以勃起，但就是进不去，造成不能进行正常性生活。

建议这样的夫妻进行心理治疗及适当的性生活技巧学习。

就单纯生育而言，可以先手淫取精，然后将精液射入一个干净的杯子。事先准备好 10 毫升或 20 毫升注射器，去掉针头，将精液抽入注射器内。然后将注射器轻轻插入阴道至宫颈处，把精液注入阴道。如此可以反复多次，直到成功受孕。这可以称为最简单的阴道内人工授精。

7 哪些人允许做 AIH

✱ 弱精症行丈夫精子人工授精的条件是什么？

男方弱精症可进行夫精宫腔内人工授精的条件：

⊙ 精子密度 ≥1500 万 /ml，前向运动精子（a+b）≥15%；

⊙ 精液处理后可以人工授精的条件：

⊙ 上游后 a 级精子 ≥70%，精子 ≥20 个 /HPF；

⊙ 至少有一侧输卵管通畅。

✱ 哪些情况不适合做 AIH 呢？

⊙ 急慢性全身性疾病及生殖道炎症；

⊙ 女方因输卵管因素造成的精子和卵子结合障碍；

⊙ 女方患有遗传病、严重躯体疾病、精神心理障碍；

⊙ 有先天缺陷婴儿出生史并证实为女方因素所致；

⊙ 女方接触致畸量的射线、毒物、药品并处于作用期；

⊙ 女方具有酗酒、吸毒等不良嗜好。

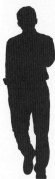

AIH 适应条件

男性因性功能障碍、生殖器畸形及心理因素等导致性交不能而不育，如阳痿、早泄、不射精、逆行性射精、尿道下裂、阴茎屈曲畸形、严重的阴茎海绵体硬结症等；男性因少精、弱精、液化异常等而不育。

女性因宫颈黏液分泌异常、生殖道畸形及心理因素导致性交不能而不孕，如精子 - 宫颈黏液间不相容、阴道炎、子宫颈炎或宫颈糜烂、宫颈分泌物异常偏酸或有抗精子抗体、阴道畸形、阴道口狭窄或痉挛、子宫颈管或颈口狭窄、子宫位置异常等。

8 行 AIH 的最佳时间是什么

提高人工授精成功率的关键之一是选择准确的授精时间：排卵前48小时至排卵后12小时内人工授精最容易成功。常用的检测方法有：

① 基础体温（BBT）测定：即机体在静止状态下的体温。将月经周期每日测量的基础体温记录，画成曲线，进行观察。卵泡期基础体温较低，排卵日最低，排卵后至下次月经前1~2天，或月经当天，体温恢复正常。

② 宫颈黏液检查：排卵时，宫颈黏液稀薄透明，黏液丝可拉长达10厘米以上。排卵后宫颈黏液变得浑浊、黏稠，拉丝度降低。排卵前宫颈黏液涂片可见羊齿样结晶。

③ 激素测定预测排卵：排卵前的黄体生成素峰值可预测排卵时间。

④ B超监测卵泡的发育和子宫内膜厚度。

迷你百科

卵巢早衰

卵巢早衰（premature-ovarianfailure，POF）是指卵巢功能衰竭所导致的40岁之前发生闭经的现象。有卵巢早衰家族史的女性，应尽早怀孕。

卵巢早衰的病因

9 卵巢早衰怎么办

23岁的刘华（化名）和大多数这个年龄段的女孩子一样，都怀揣着自己美丽的梦想，与心中的白马王子携手走进婚姻的殿堂，组成了一个幸福的家庭。婚后的小日子也算是过得温馨甜蜜。可惜的是原本刘华的月经就不好，婚后1年就彻底不来月经了。经检查诊断为卵巢早衰。这一诊断打破了温馨的生活，婆婆抱孙心切，婆媳关系开始紧张，夫妻关系也发生微妙的变化。卵巢早衰是不是真的没办法生育了呢？

对于未生育的卵巢早衰患者，不要盲目期待可遇而不可求的卵巢功能的恢复甚至妊娠，应在观念和经济都接受的合适的时机赠卵胚胎移植助孕。

赠卵胚胎移植术，1984年一位学者报道了世界第一例卵巢早衰卵母细胞赠送获得成活新生儿，为POF患者提供了获得生育的途径。到目前为止，赠卵胚胎移植对POF患者来说仍是获得妊娠的最有效的治疗。POF 患者确诊后不必尽快行赠卵胚胎移植术，因为很多患者思想上不能接受这种助孕方式、找不到合适的赠卵者或卵源、经济困难等，可以等待一段时间，在思想和经济等各方面都准备充分时再行赠卵胚胎移植术也不迟。

❋ 是否可以用我妹妹或其他亲人的卵子？

多幼稚的想法呀！没有想到将来会有数不清的问题吗？怎么称呼？亲人间怎么相处？有一天反悔怎么办？……由于会涉及社会伦理，赶快抛掉这种不正确的念头。

我国卫计委规定赠卵的来源仅限于辅助生育技术获得的剩余卵母细胞，所以赠卵来源是很局限的，不可以用妹妹或其他非接受试管婴儿技术治疗患者的卵子。目前世界上各个治疗中心普遍存在卵母细胞来源困难的问题。

另外一种方式就是卵巢移植，目前世界范围有成功案例的报道，但此技术还不成熟，未能广泛应用。

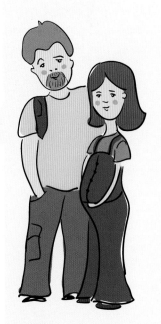

10 我们失独了，想做试管婴儿可行吗

有一次，一位近 50 岁的妇女来到门诊，满脸阴郁。原以为是来看更年期的。询问完病史才知道，她是想来做试管婴儿的。原来她的儿子在美国留学，结果意外死亡。丧子的悲痛使她无法解脱，想到再生育一个孩子……

计划生育 30 余年来，大多数 80、90 后是独子。一旦出现意外，白发人送黑发人，的确让人痛苦不堪。但是这样的夫妻可以做试管婴儿吗？在这个病例中，患者已经接近 50 岁，即将绝经的年龄，即使有指征行试管婴儿，也是不值得一试的，几乎不会成功。万一成功了，也涉及到许多伦理问题，所以是不该做这种治疗的。

一定会有人问：那我40岁，孩子不幸夭折，我可以做吗？

什么样的人适合做试管婴儿呢？这种治疗是要有医学指征的，不是花钱就可以做的。大致的指征有：

⊙ 女方各种因素导致的配子（精子、卵子）运输障碍；

⊙ 排卵障碍；

⊙ 子宫内膜异位症（EMS）；

⊙ 男方少、弱精子症；

⊙ 不明原因不育；

⊙ 免疫性不孕；

⊙ 输卵管性不孕是体外受精－胚胎移植首选的适应证。

迷你百科

排卵障碍与不孕

卵泡黄素化不破裂综合征（LUFS）的患者经过多次HCG注射及卵泡穿刺仍不能受孕可行赠卵胚胎移植术；排卵障碍、顽固性多囊卵巢综合征患者，经反复（>3次）促排卵治疗，尤其是促排卵＋人工授精未能成功者，可行赠卵胚胎移植术。

11 什么是输卵管性不孕

大约占全部不孕症的1/3，可选用手术或赠卵胚胎移植术治疗。但如果输卵管病变严重，其治疗的效果不尽如人意，手术失败后难有再次手术治疗的机会时，赠卵胚胎移植术则为这些病人提供了新的治疗机会，特别是那些输卵管切除、输卵管阻塞、输卵管积水严重、盆腔严重粘连及输卵管结扎术后手术失败等输卵管已丧失功能者可行赠卵胚胎移植术。其治疗的效果较令人满意。

12 子宫内膜异位症和不孕有何关系

尽管轻微的子宫内膜异位症（EMS）在不孕的发生中的作用仍有争议，但中至重度的子宫内膜异位症明显地可导致不孕。子宫内膜异位症经过常规的手术或药物治疗失败后，可考虑进行赠卵胚胎移植术。严重的子宫内膜异位症由于卵巢组织结构受异位病灶的影响，获卵的数目和治疗亦可能受影响，其成功率也会受影响。

子宫内膜异位症造成不孕的原因有：

⊙输卵管伞端阻塞或周围粘连蠕动受限；

⊙卵巢周围粘连：LUFS；

⊙卵巢功能的影响：排卵障碍，黄体功能不足；

⊙腹水对精子、卵子及胚胎的毒性；

⊙免疫功能异常影响胚胎着床；

⊙性交痛：经前最明显；

⊙腺肌症压迫内膜，影响胚胎着床及发育。

13 试管婴儿的成功率如何

如果符合治疗指征，40 岁的夫妻当然可以做，只是成功率高低的问题。一般而言女方年龄不超过 45 岁。所以这里我们有必要介绍一下试管婴儿的成功率了。

试管婴儿辅助生殖技术发展到至今已经越来越成熟，其成功率也较为可观。不过，再高科技的技术也不可能保

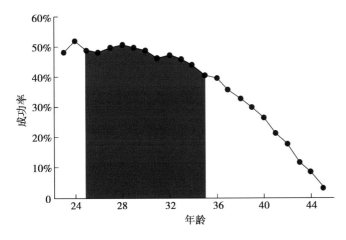

试管婴儿成功率随着年龄增大而降低，黄金年龄为 25~34 岁

证百分之百成功，试管婴儿也不例外。试管婴儿的成功率取决于很多因素，例如患者自身情况、实验室条件、医生技术水平等，另外患者年龄（尤其是女性年龄），对成功率的影响也非常大。通常情况下，女性年龄 25~34 岁的时候，手术成功率高达 40%~50%，部分患者可能成功率更高。随着年龄的增长，如果 35 岁之后才进行试管婴儿，成功率会逐渐下降，40 岁成功率下降更加明显，仅为 10%~20%，因为年龄较大，卵子质量及数量都有所下降。

14 残疾人能否做试管婴儿

有一次，门诊来了这样一对夫妻，丈夫没有腿，妻子是盲人。两人结婚数年，没有孩子，检查发现男方精液极差，是极度少弱精症，但染色体数目及核型正常。

首先，这对夫妻是有试管婴儿的适应证的。但是两个都是残疾人，不得不说如果他们生育后代，还是会产生很多问题。对于哪些人适合接受试管婴儿技术，我国有明确的规定。

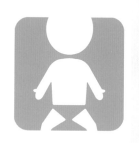

不适合接受试管婴儿技术的人群包括：①男女任何一方患有严重的精神疾患、泌尿生殖系统急性感染、性传播疾病；②患有《母婴保健法》规定的不宜生育的、目前无法进行植入前胚胎遗传学诊断的遗传性疾病；③男女任何一方具有吸毒等不良嗜好；④男女任何一方接触致畸量的射线、毒物、药品并处于作用期；⑤女方子宫不具备妊娠功能或严重躯体疾病不能承受妊娠。

经过讨论，这对夫妻没有禁忌证，最终还是同意对他们进行治疗。由于男方精液很差，决定采用卵胞浆内单精子注射的受精方式。

15 什么是试管婴儿？费用是多少

一对恩爱夫妻，没有爱的结晶还是有些遗憾的。张林和方萌（化名）

经过妇科内分泌门诊的检查，最终确定患上的不孕症，而且被告之：

只能通过试管婴儿的方法怀孕。

年轻的夫妻好纳闷呀，什么是试管婴儿呢？不会放在试管里养到出生吧……那么我们就简单地了解一下试管婴儿。

近年来，随着试管婴儿治疗技术的出现，成为大家摆脱生育困扰的理想疗法。试管婴儿是一种特殊的体外受精技术。简而言之，把女方的卵子和男方的精子都取出来，让它们在体外人工控制的环境中完成受精过程，然后再把早期胚胎移植到女性的子宫中，在子宫中孕育成为婴儿。试管婴儿技术主要包括：体外受精 - 胚胎移植（赠卵胚胎移植术）、单精子卵胞浆内注射（ICSI）、胚胎移植前基因诊断（PGD）、赠卵试管婴儿、供精试管婴儿。

试管婴儿的费用是每做一次新鲜周期的取卵移植，目前大概需要人民币 3~4 万元不等。不同排卵药、不同的受精方式等都会造成费用方面的差异。

体检项目

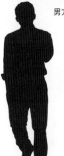

男方体检项目
- ⊙ 精液常规检查
- ⊙ 血型
- ⊙ 血常规
- ⊙ 梅毒
- ⊙ 艾滋病
- ⊙ 乙肝
- ⊙ 丙肝
- ⊙ 必要时查染色体

女方体检项目
- ⊙ 女性激素水平
- ⊙ 甲状腺功能检测
- ⊙ 梅毒
- ⊙ 艾滋病
- ⊙ 乙肝
- ⊙ 丙肝
- ⊙ 血常规
- ⊙ 尿常规
- ⊙ 血型
- ⊙ 肝功能
- ⊙ 肾功能
- ⊙ 血脂
- ⊙ 胸片
- ⊙ 心电图

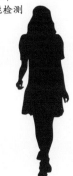

16 做试管婴儿前的检查和准备有哪些呢

在试管婴儿移植前，需要女方在月经来潮的第 2~4 天抽血化验女性激素水平，间接测定卵巢储备能力。女方要有输卵管的检查，如子宫输卵管造影或腹腔镜手术查看输卵管状况。

男女双方都还要进行有关传染病和性病的筛查，内科疾病的筛查体检等。

做试管婴儿移植前，还必须要准备好结婚证、身份证、计划生育服务证明才能进行。

17 试管婴儿有没有什么副作用

以目前的技术，除了极少部分人可能在胚胎植入后会出现卵巢过度刺激症候群外（暂时性的腹胀、少尿、口渴、腹水等症状），几乎无任何副作用。不舒服的症状持续 2~4 周就会消失，不必太担心。做试管婴儿不需住院，胚胎植入后只要在医院平躺 0.5~1 小时即可。

18 做试管婴儿之前，要注意哪些事项呢

做试管婴儿前，夫妻俩需要注意的是：

① 停止抽烟，避免喝酒：抽烟可能会降低妊娠率。酒精可能在治疗过程中影响疗效。

② 慎重服药：一些药物可以干扰药效、排卵和胚胎的种植。如果你要服药，请咨询你的医生。

③ 服叶酸，每日 400~800mg：有助于预防胎儿畸形等作用。

④ 有无任何身体不适：即使小的感冒都要告诉医生。

⑤ 合理饮食、适当运动、睡眠充足。

19 对"试管婴儿"理解的误区有哪些

❋试管婴儿是不是我们的亲生孩子？

不少求医的夫妇不接受试管婴儿，很大的一个心理障碍就是误以为试管婴儿是医院用医学方法为他们"人工制造"出来的，不是他们自己的亲骨肉。实际上，试管婴儿中，精卵来自夫妻，那么孩子当然是该夫妇亲生的。

除非当不孕不育夫妇没有卵子（如卵巢早衰）或没有精子（如无精症），并提出申请，要求医院提供卵子或精子。

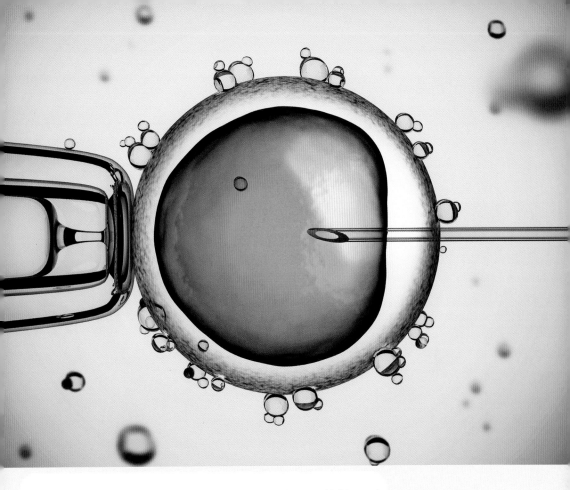

但这种治疗对此类患者而言，是可遇不可求的，能够遇到卵源和精源是件幸运的事。

❋ 试管婴儿体力智力不如自然出生的孩子吧？

试管婴儿会弱智或弱能——这种认识也是很大的一个误区。经过三十多年的发展，全世界已诞下几十万试管婴儿，早期的试管婴儿也诞下了自己正常的婴儿。一些大规模调查及研究均证实了试管婴儿与自然受孕婴儿在出生缺陷及以后的身智发育上并无显著性差异。不孕不育夫妇尽可放心。

❋ 我们想要双胞胎

我们国家卫计委规定行胚胎移植时的数目为 2~3 个（根

据年龄及行赠卵胚胎移植术的次数决定），所以生育双胎的可能比自然妊娠的几率要大，但不是故意要做成双胎的。实际上，我们并不希望女性孕育双胎，因为对母婴潜在危害较大。

❖ 我想要儿子

明确的说，如果没有医学指征，我们国家是不允许做植入前胚胎性别鉴定的。

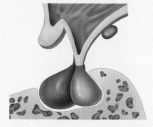

下丘脑的垂体调节激素分泌

⓴ 试管婴儿的过程之一：垂体降调节

张林和方萌夫妻俩好不容易完成了门诊的所有检查，终于被允许进入生殖中心，正式开启试管婴儿之旅了。心里那个期待呀，也许一个月后就"中奖"了。月经第二天，女方一大早抽血查性激素水平、做超声检查。所有结果出来后，医生说，先吃避孕药吧……和很多人一样，当方萌听说要先吃避孕药时非常不理解。我们是来生孩子的，为什么先让避孕啊？医生只好耐心地告诉她：服用避孕药是为了垂体降调节。

试管婴儿的整个治疗过程大致为：降调（或不降调）阶段→促排卵阶段→取卵→实验室的培养阶段→胚胎移植→黄体支持→确认怀孕→保胎→生产。

试管婴儿降调节的主要目的是为了抑制女性子宫内优势卵泡的发育，减缓它的发育速度，这样就能够给其他卵泡的发育提供一定的时间和营养。而打降调针或者吃避孕药，就能够让垂体降调节，抑制或者减少自发性 LH 峰的出现，避免自发排卵，这样也就能够主动的决定 HCG 的给予时间和取卵时间。同时还会利用用药初期对于 Gn 分泌的短期促进作用，增加卵泡募集的数量，最终到达多个卵泡同时良好发育的效果。

降调通常有两种方法：打降调针（如达菲林）或者吃

避孕药（如妈富隆）。当然有的患者是不需要降调的，比如拮抗剂方案（这里先不谈）等。

一般来说，服用妈富隆没什么异样感觉，偶尔有人会体重略微增加或阴道出现点滴出血。这样的患者要保证尽量不要漏服，并且在每天相对固定的时间吃药，从而维持血药浓度的稳定，防止"突破性出血"。

由于避孕药是雌孕激素复合剂，食欲可能会略微增加，但体重不会变化很大。注意点饮食就好了，不能大吃大喝。

不管用哪一种方式降调节，都要再经历一个评估过程（激素水平和超声检测情况）。如果没有达到标准，通常还需要再治疗，直至合格。有的人第一步降调过程就会走得比较艰难，经历数个月经周期仍然无法升级到促排卵阶段也是有的。只能是收拾心情，调整好心态，锻炼身体，继续努力了。如果顺利，经评估，降调成功后，就可以进入促排卵阶段。

21 试管婴儿的过程之二：促排卵阶段

即打促排卵针，通俗的说是为了给卵巢提供大量的、充足的营养，让每一个卵泡都吃饱、吃好、均匀而苗壮地同步成长！促排卵的针剂有许多种，最常用的是"果纳芬"（基因重组的 FSH）。

注射"果纳芬"是为了在卵巢内"募集"更多卵泡。因为在卵泡的发育阶段中，有一段时期，对 FSH 是敏感的。一般使用"果纳芬"的时间是 10 天左右，这段时间多个卵泡会同时发育，卵巢体积增大。建议避免剧烈运动，防止出现卵巢扭转等情况发生。当卵泡增大到一定程度，如直径 16mm 左右，就可以让丈夫排精一次，以确保取卵当日有

迷你百科

促排卵中的注意事项

⊙ "果纳芬"价格昂贵，需要冷藏保存。建议路上可放在保温包里，并且一同放上几瓶冻成冰的矿泉水或冰袋维持低温。回到家后，置入冰箱冷藏室里保存。

⊙ 在促排卵过程中，经常需要脱掉裤子、鞋子做经阴道的超声检查，来观察卵泡生长情况。因此女士们最好准备宽松的易脱的裤子，每天洗澡，更换内裤及袜子，方便检查。

较好的精子。

促排卵过程不一定都会一帆风顺。有的患者在注射"果那芬"几天后，卵泡生长不好可能会被取消周期，下次月经第二天再回到医院重新治疗。

取卵方式一般采用经阴道超声引导下穿刺卵泡取卵。根据不同的生殖中心情况，取卵时或采用静脉全麻或仅注射一支止痛针。静脉全麻下取卵，患者通常会意识消失，在完全没有疼痛的情况下完成手术。但单纯注射一支止痛针，往往还是有些痛觉，但通常可以忍受。

22 试管婴儿的过程之三：取卵

取卵前禁食水 4~8 小时，术前排空膀胱。手术一般不会持续太长时间，尽量放松，不必过于紧张。尽量放松心态，乐观迎战，把损失降到最低，争取胜利。

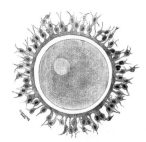

人类卵细胞

完成促排卵阶段的女士，进入手术室，在经历似乎"又痛又晕"的取卵手术时，不知有没有关注自己的卵子在悄悄地离开体内，开始了体外的冒险之旅呢？准备取卵的女士，卵巢上有不少大大的卵泡（直径 20mm 左右），里面充满了液体。卵泡好比一个大房子，在每个"大房子"的一角，住着患者的卵子。医生并不会知道它住在哪一角，所以会把整个卵泡液吸出来，患者的卵子就会随着卵泡液经过长长的取卵针、长长的透明细管，跌落到试管里，之后跌落到培养皿里，然后再由专门的工作人员在显微镜下找到它，把它捡起来，收集到培养液中。经过如此"漫长"的路程，卵子好比我们刚乘坐完"过山车"一样，也晕晕呼呼的吧，需要休息 2~3 个小时，再进行受精。

23 试管婴儿的过程之四：实验室的培养阶段

这一部分看上去神秘莫测。如果不是专门的生殖医生，也很难见到。简单叙述如下：

受精：取卵当天，丈夫要手淫取精。然后由实验室人员进行精液优化处理。

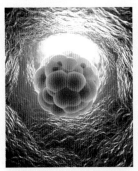

受精卵分裂，生命开始孕育

常规受精方式是把卵子和精子一起放在一个培养皿里，精子自己赛跑往卵子里钻，受精卵结合成功。

但是有些男士的精子是没有办法自己进入卵子的。所以就会采用胞浆内单精子注射方式受精。工作人员是采用显微注射方式，从精液中挑出好的精子直接注入卵子，完成受精卵的结合过程。

胚胎培养：受精卵先被放进培养皿（那里有适合它成长的各种养料）中，然后再被置入培养箱中进行培养。培养箱是模拟人类的输卵管内环境，湿度、温度、氧气、二氧化碳及氮气浓度都有严格的限定。

通常情况下，胚胎被培养到第三天，就准备移植了。

迷你百科

胚胎移植后，需要多躺着吗？

当然不需要了。只要不剧烈活动、不过于劳累即可。但是，也可以理解的是：大家千辛万苦好容易熬到这一步，谁又能真的如同自然受孕那样满不在乎呢。

听说患者间流传着这样一个说法"移植后的48小时最关键，一定要尽量仰面朝天地躺着（防止侧卧时尚未着床的受精卵流动到输卵管造成宫外孕），只有吃饭和上厕所才下地。并且上床和起身时动作一定要慢。"

听到这个说法，我们也不禁感慨呀。虽说"好吃不如饺子，舒服不如倒着"，但是连着躺48个小时会是享受吗？恐怕会增加血栓的风险吧。建议移植完的女士，可以适当休息，不要过犹不及呀。

24 试管婴儿的过程之五：胚胎移植

胚胎移植的过程，简单而言，就是在腹部超声（需要憋尿）引导下，将培养好的胚胎置入女方的子宫里。超声引导的好处是可以清楚看到胚胎放置的位置及子宫内膜的情况。

胚胎移植当天，夫妻都需要到医院与医生沟通，了解胚胎生长状况并签好知情同意书。女方需要憋尿，最好准备糖水，方便利尿。移植当天患者需要换手术衣，建议准备及膝的棉质袜子（护住脚和小腿），防止着凉。最好穿上下分开的衣裤或短裙（不要穿连衣裙），方便更衣。

胚胎移植过程几乎不会有任何疼痛。结束后患者会被

胚胎移植后注意事项

◎ 饮食

可以吃任何你想吃的东西，尤其可以多吃蔬菜和富含蛋白的食品。不建议饮酒、吸烟、喝咖啡等。选择易消化饮食。不要吃太咸、太甜的食物。忌讳辛辣，少量多餐。在做试管婴儿移植后也很容易出现过敏现象。此时在饮食上要格外注意不要进食容易引起过敏的食物，如海鲜类。

◎ 休息

适当休息。平时保持作息规律，不要熬夜，睡眠要充分。

◎ 运动

取卵移植后要避免剧烈运动，不用力伸懒腰或扭转身体，不提重物，不快步走或跑，不骑自行车，可以散步。

◎ 洗澡

移植后可洗淋浴，不盆浴。

◎ 保持健康

避免生病，注意天气变化，适当添减衣服。

◎ 心情

保持心情愉快，不要过于激动。尽量放松，不要患得患失。

◎ 社交

尽量不要参加社交活动，避免到人流集中和空气污染严重的环境中，避免被别人或车流惊吓。

◎ 大便

防止腹泻或便秘，保持大便通畅。因为在做试管婴儿移植时，容易造成便秘。为了预防或者减轻便秘症状，孕妇可以多吃一些富含膳食纤维的食物，促进排便。例如芹菜、白菜、莲藕、山药等。

如果有不正常的腹痛、腹胀、阴道出血要立即就诊。

推入休息室休息。

◎ 黄体支持

由于在超促排卵下使用了垂体降调节，停药后垂体分泌促性腺激素的能力未能迅速从降调节中恢复，因而一般要进行黄体期的支持。另外多个卵泡的发育导致高雌激素水平，而吸取卵泡的时候可能使颗粒黄体细胞减少，一方面导致黄体功能不足，另一方面高雌激素导致雌或孕激素的比例失调，可能对胚胎的植入不利。所以在胚胎移植后，需要进行黄体支持。

进行黄体支持的方法：可以注射黄体酮针剂、口服孕激素或阴道用孕酮类药物。

◎ 确认怀孕

通常在取卵后的第 14 天左右，采血检查是否怀孕。当然即使血中测出 hCG 阳性，也只有等到取卵后 1 个月左右的时间，在超声下看到胎心、胎芽，才能判定为临床妊娠。

确认临床妊娠后，如果血中的激素水平稳定，不需要再用药的情况下，就恭喜您了。您可以结束试管婴儿之旅，离开生殖中心，准备去产科建档了。

25 什么是 OHSS

> 方萌在做试管婴儿过程中，当胚胎移植后，也确认怀孕了，本来挺高兴的。可是腹部鼓鼓的，看起来像怀孕好几个月的样子，腹内感觉疼痛。到医院一查，发现有严重的腹水。

这种情况叫"卵巢过度刺激综合征（OHSS）"。在辅助生育技术中，血清雌激素水平 >3000pg/ml（11 000pmol/L）或者 20 个以上的卵泡直径等于或超过 12mm 时，卵巢过度刺激综合症的发生率增加。OHSS 为体外受孕辅助生育的主要并发症之一，是一种人体对促排卵药物产生的过度反应。

是由于双侧卵巢多个卵泡发育，卵巢增大，毛细血管通透性异常，异常体液（胸水、腹水）和蛋白外渗等引起的。

轻度：一般不需特殊处理，适当多进水，大多数病人可在1周内恢复。

中度：发生率3%~6%，自我监测，包括卧床休息，进高蛋白饮食。早期少量多次饮水，及时补充生理盐水、葡萄糖，以增加尿量。监测腹围、尿量及体重。预防血栓形成，勤翻身、活动四肢、按摩双腿、服用肠溶阿司匹林片。严重者需要抗凝治疗。

重度：发生率0.1%~2%，应住院治疗，主要治疗措施有扩充血容量：首选人体白蛋白静脉滴注，有助于保持血浆胶体渗透压和有效血容量，降低游离雌激素和一些有害因子；减少液体向胸腹腔渗漏：可口服泼尼松片；腹腔积液的处理：有指征时，可行腹腔引流；胸腔积液的处理：发生较少见，如有胸腔积液常为右侧，有时胸腔积液、腹腔积液同时表现。OHSS出现卵巢破裂、内出血严重时，应手术治疗。如果卵巢出现扭转时，可抬高臀部、改变体位，多可自行缓解，必要时手术治疗。

作者简介

甄璟然，女，北京协和医院妇产科副主任医师，医学博士。专业从事妇科内分泌工作多年，在诊治女性不孕、月经失调、高泌乳素血症的处理以及更年期激素替代治疗方面已具有一定临床经验。熟练掌握试管婴儿中各种卵巢刺激方案。擅长各种胚胎操作（如胚胎冷冻复苏、单精子卵细胞浆内注射等）、取卵手术、胚胎移植等。北京协和医院垂体瘤疑难病诊治中心成员之一，参与各种相关疑难病症妇科内分泌方面的诊疗工作。

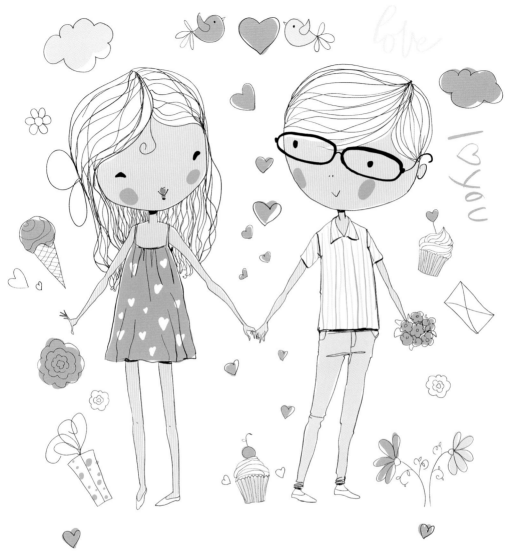

亲爱的，我们要一个孩子吧——

9

当怀孕遇上疾病，我该怎么办

糖尿病

糖尿病是一组以高血糖为特征的代谢性疾病。高血糖是由于胰腺分泌的胰岛素不足或胰岛素生物作用受损，或两者兼有引起的。

糖尿病时长期存在的高血糖，导致各种组织，特别是眼、肾、心脏、血管、神经的慢性损害、功能障碍。

1 患糖尿病可以怀孕吗

　　小红是一位 1 型糖尿病患者，9 岁时被确诊为 1 型糖尿病，从此开始胰岛素治疗。一转眼，小红已是一位亭亭玉立的大姑娘了，到了谈婚论嫁的年龄，很幸运地遇到了中意的小伙子。然而，小红却有些犹豫了，自己能和所爱的人结婚并生育宝宝吗？

　　1 型糖尿病患者在没有出现严重并发症的情况下，完全可以怀孕生子，但一定要做到计划妊娠。包括：

⊙ 全面检查，包括血压、心电图、眼底、肾功能以及 HbA_1C。

⊙ 坚持胰岛素控制血糖。

⊙ 严格控制血糖，加强血糖监测。餐前血糖控制在 3.9~6.5mmol/L，餐后血糖在 8.5mmol/L 以下，HbA_1C 控制在 7.0% 以下，在避免低血糖的情况下尽量控制在 6.5% 以下。

⊙ 严格将血压控制在 130/80mmHg 以下。停用 ACEI 类和 ARB 类降压药物，改为甲基多巴或钙拮抗剂。

⊙ 停用他汀类及贝特类调脂药物。

⊙ 加强糖尿病教育。

⊙ 戒烟。

2 我有 1 型糖尿病，一定要用胰岛素泵吗

　　小红患 1 型糖尿病后，一直是一天四次（早、中、晚餐前和睡前）胰岛素皮下注射治疗，血糖控制得还可以。最近打算怀孕，听人说孕期血糖可能会很难控制，建议提前买个胰岛素泵，为了生一个健康宝宝，小红和老公商量决定豁出去，购置一个胰岛素泵。于是，小红和老公一起去找内分泌科医生咨询。

　　胰岛素泵的优点是可以通过设定不同的基础率和餐前大剂量来更好地控制血糖，并可使生活方式更灵活，减少低血糖的发生率。但也有其不足之处，比如堵管，即向皮下输注胰岛素的管路发生堵塞，导致胰岛素不能有效的按时输入体内，从而出现严重的高血糖。堵管如果不能及

时发现并处理，很可能会导致酮症酸中毒。因此，使用
胰岛素泵在一定程度上需要使用
者比较精心的自我护理。另外，
一个好的胰岛素泵往往价格不菲，
除了一次性购泵的费用外，由于
要求每隔2~3天更换输注的管路，
每套管路需要几十元的花费，因
此平均每月还要平添数百元的花
销，因此普通工薪阶层在购置时
需要考虑长期使用是否能够负担
得起。使用胰岛素泵其他少见的
副作用还有局部过敏及感染。

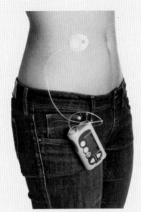

胰岛素泵

鉴于小红平时一天四次皮下胰岛素注射，血糖控制得比较平稳，
无反复的低血糖发作，生活也比较规律，结合自身的经济情况，小红
和老公最终打算暂缓购置胰岛素泵。

3 平时用二甲双胍控制血糖，孕前需用胰岛素吗

答案是不一定。这主要是要权衡继续服用二甲双胍的
利与弊。2013美国内分泌学会糖尿病和妊娠临床实践指南
中指出：对处于怀孕前和妊娠期的糖尿病患者，当潜在获
益大于危害时，建议使用二甲双胍作为胰岛素的辅助或替
代药物。

小华是个很可爱的姑娘，自幼就比较胖，用她自己的话说，就是
从小就跟饭亲，看到好吃的就挪不动了。14岁来月经后一直不规律，
被确诊糖尿病后一直服用二甲双胍。二甲双胍有抑制食欲的作用，小
华服用后果然饮食减少了很多，体重减了不少，血糖也控制得比较满
意。自打有怀孕的打算后，小华听他人劝告，开始注射胰岛素，没想到，
食欲一下子大增，自己又缺乏一定的自控力，于是血糖开始飙升。

迷你百科

二甲双胍与妊娠

二甲双胍于1959年
开始应用于临床，目前
已有的资料未发现二甲
双胍有致畸作用。相反，
一些大型的国际多中心
的临床研究结果显示，
二甲双胍单药或联合胰
岛素治疗不增加妊娠糖
尿病患者的围产期并发
症，与胰岛素单药治疗
相似；2型糖尿病患者
在妊娠期使用二甲双胍
治疗，新生儿结局与使
用胰岛素治疗相似。

与小华一样，很多2型糖尿病患者体重超重或肥胖，胰岛素抵抗，甚至合并多囊卵巢综合征，存在排卵障碍，月经不调，而二甲双胍有减重和减轻胰岛素抵抗的作用，在一定程度上可以直接或间接促进排卵。而胰岛素有促进食欲的作用，对于某些食欲天生就好的人可谓是"又添了一把火"，因此对于这类糖尿病患者，在备孕期使用二甲双胍的好处显而易见。

综上所述，备孕时是否需要把二甲双胍改为胰岛素需要听医生的意见。

24 糖尿病妈妈孩子畸形的风险很大吧

答案是孕前血糖没得到控制的话，风险确实比较高。

世界卫生组织报告中指出，普通人群分娩的婴儿，先天性畸形只有不到2%，而糖尿病母亲所生的婴儿畸形率为5%~9%。由于先天性畸形多数发生在孕早期，故孕前血糖控制得到有效控制就很重要。有研究表明，在受孕前得到专科医生建议的患者，婴儿畸形的风险为2%~3%，这一数字已十分接近普通人群。

其他可引起婴儿畸形的因素还有吸烟、肥胖、高血压和孕期不良的精神刺激等。在计划妊娠前一定要改变以往的不良饮食习惯，积极运动，积极减重，如果有高血压还要控制好血压，另外，一定要戒烟。除此之外，有些糖尿病的准妈妈，怀孕后时常焦虑，总担心生出的宝宝不健康，孕后的任何一种不适都会往最坏的地方打算。这也是十分不利的，坏情绪会导致体内很多激素分泌异常，免疫力下降，反而会对宝宝的生长发育造成不良的影响。

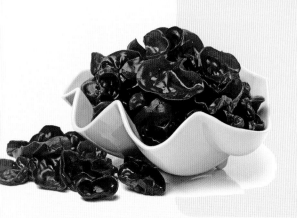

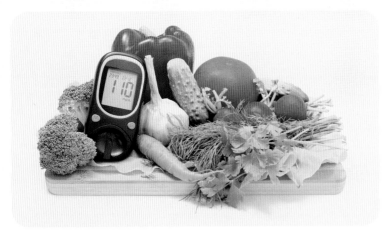

迷你百科

高血压的诊断标准

　　三次不同时间测量血压，血压均高于正常值，即诊断为高血压。根据血压水平可进行分级：

类别	收缩压（mmHg）	舒张压（mmHg）
正常血压	<120	<80
正常高值	120~139	80~89
高血压	≥140	≥90
1级高血压（轻度）	140~159	90~99
2级高血压（中度）	160~179	100~109
3级高血压（重度）	≥180	≥110
单纯收缩期高血压	≥140	<90

　　如患者的收缩压与舒张压分属不同的级别时，则以较高的分级标准为准。单纯收缩期高血压也可按照收缩压水平分为1、2、3级

5 我有高血压3年了，可以备孕吗

　　小张今年31岁，患有高血压3年，每天服用一片福辛普利（10mg）治疗，血压控制良好。她和爱人想要个宝宝，比较担心的是服用药物是否能够怀孕？如果不吃降压药，对妈妈是否有什么不好的影响？

　　对于小张这种情况，医生通常需要对她进行一下全面的评估，主要是看小张高血压的程度、是否造成了一些主要脏器（包括心脏、大血管、肾脏）的损害和是否合并其他的疾病。要了解的情况如下：

　　⊙小张既往血压最高能够达到什么水平；是否发生过高血压引起的心衰、中风、肾功能不全。

　　⊙体格检查要看看有没有心脏扩大、血管杂音。
　　⊙做个心电图，看看有没有左心室肥厚。
　　⊙验个尿，看看有没有蛋白。
　　⊙查个血，看看肾功能是否正常。

　　完成上述项目后，小张最高血压没有超过160/110mmHg，没有发生过心衰、脑卒中、肾功能不全等不良事件，检查未发现小张有心脏扩大、尿蛋白、肾功能异常；现在使用药物治疗后血压在120~130/70~80mmHg。这种情况下，小张可以考虑准备怀孕。但是福辛普利这类药物，可影响胚胎发育，引起胎儿及新生儿疾病，包括肾衰竭、面部及头颅发育畸形、肺组织发育不良等，因此不适合准

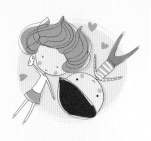

高血压孕妇生活指南

⊙ 控制摄入的热量和体重：孕期能量摄入过高容易导致肥胖，而肥胖是妊娠高血压的一个重要危险因素，所以孕期要适当控制食物的量，应以孕期正常体重增加为标准调整进食量。建议孕妈妈整个孕期体重以不超过12公斤为宜。特别是孕前超重的孕妈咪，要尽量少吃或不吃糖、点心、甜饮料、油炸食品及高脂食品；少吃动物性脂肪，而以植物油代之，每天烹饪用油大约20克；保证蛋白质的摄入，例如多吃鱼类、禽类和大豆类。但如果已经出现肾功能异常的孕妈妈则需要控制蛋白质摄入量，避免增加肾脏负担。

⊙ 控制摄入的热量和体重：保证钙、钾的摄入量：可能会对血压降低有益。孕妈妈注意补充钙、钾，包括每日要摄入牛奶、豆制品、水果和蔬菜等。

⊙ 限制盐的摄取：如果盐摄入过多，会影响孕妈妈的血压，所以一定要控制盐的摄入量（<5克/天）。酱油也不能摄入过多，也不宜吃腌肉、腌菜、腌蛋、腌鱼、火腿、榨菜、酱菜、方便面等。

⊙ 多食鱼肉：可以多吃一些可能会对血压有益的食物如芹菜、鱼肉等。

⊙ 保证睡眠：注意保证足够的睡眠，保持平和愉快的心情。

备怀孕的妇女服用，可以考虑更换为对胎儿较为安全的甲基多巴、拉贝洛尔或者拜新同。另外，鉴于妊娠期间有血压下降的趋势，可以考虑在妊娠后停止抗高血压药物治疗，特别是在妊娠最初3个月，是胎儿各种脏器形成的重要时期，尽量避免使用药物；但需要严密监测。如果血压持续大于140~160/95~100mmHg或者出现心、脑、肾脏等脏器损害时就考虑恢复使用抗高血压药物。

如果患者平素血压比较高，收缩压>170mmHg或舒张压>110mmHg，或者既往合并有心脏、脑、肾脏等脏器功能受损、不良生育史、糖尿病、肾脏疾病或风湿免疫疾病，则属于高危人群，即妊娠期间孕妇和胎儿发生危险的风险较高。这些患者应该在妊娠前找到心血管和产科医生，做好怀孕的咨询和准备工作；如果怀孕，妊娠期间应密切监测，必要时应该入院进行治疗。

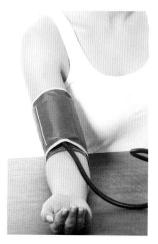

血压监测是妊娠常规随访项目

6 什么是妊娠高血压

小田27岁，怀孕4个多月，最近3次定期产检时发现血压升高在142~144/90~92mmHg，产科医生建议她咨询心内科医生，是否需要服用降压药物。同样，医生需要对小田进行如下的评估：

⊙既往是否有高血压病史，如果有，最高血压到过多少；是否有高血压家族史？

⊙是否有过高血压相关的不良事件，例如心衰、肾功能不全、脑卒中？

⊙是否有其他慢性疾病？如糖尿病。

⊙既往是否有过先兆子痫或者子痫。

⊙此次发现高血压后是否有活动耐力下降和尿蛋白阳性。

经过病史询问、体格检查和化验，得到以下信息：小田既往每年体检血压在120/70mmHg左右，没有发现高血压的病史；父亲在60岁左右时发现有高血压，母亲没有高血压；此次为第一次怀孕，既往身体健康，没有慢性疾病和上述的高血压相关不良事件；目前怀孕后活动耐力基本正常，没有气短等现象；多次产检尿蛋白均为阴性。

下面为大家讲解一下妊娠高血压的一些基本知识。

妊娠期间高血压定义同样为安静状态下3次测量发现血压≥140/90mmHg；妊娠期高血压包括以下几种情况：

慢性高血压： 即在怀孕前就发现（像上面的小张）或怀孕20周内发现的高血压。

先兆子痫和子痫： 妊娠20周后新发的高血压合并蛋白尿（大于300mg/24h或两次尿标本中蛋白含量＋＋）。先兆子痫出现惊厥时即为子痫。

慢性高血压伴先兆子痫和子痫： 妊娠后血压升高超过基础血压、新出现尿蛋白或尿蛋白量增加或出现脏器功能不全。

妊娠高血压或一过性高血压： 指由妊娠诱发的高血压，出现在妊娠20周后、并在分娩6周后缓解。

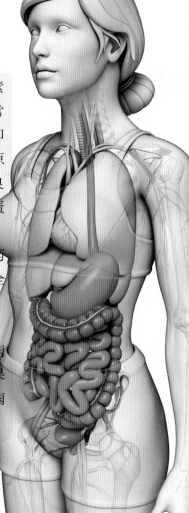

小田属于第4种情况，在妊娠期间，由于怀孕后激素水平和血容量等的改变会导致一些孕妇出现高血压，通常在分娩后一段时间缓解，也有一部分会转成慢性高血压即成为持续性高血压。针对小田的这种妊娠高血压，处理原则也基本同上，即在低危的患者中（既往没有高血压不良事件、不良生育史、血压水平不高于160/100mmHg、尿蛋白阴性），主要以监测为主，可以暂时不考虑使用药物；如果血压持续大于160/105mmHg，则可以考虑使用降压药物（同样选择甲基多巴、拉贝洛尔和硝苯地平等较为安全的药物）。

因此医生告诉小田，目前情况暂时不需要用药物治疗，因为是轻度血压升高，而且药物治疗并不能预防先兆子痫或者子痫的发生。需要定期监测血压、实验室检查，如果发现血压水平升高>160/105mmHg、尿蛋白阳性等先兆子痫的表现时再考虑用药物治疗。

7 什么是子宫肌瘤

子宫肌瘤是最常见的妇科良性肿瘤，发生率大约为20%~30%，主要发生于生育年龄女性。

子宫肌瘤生长于子宫上，位于子宫体部或子宫颈部。依照肌瘤与子宫肌层的关系，可以将肌瘤分为肌壁间肌瘤、浆膜下肌瘤和黏膜下肌瘤等几种类型。子宫肌瘤主要由平滑肌和结缔组织构成，以增生的平滑肌细胞为主，故也被称为"子宫纤维瘤"、"子宫纤维肌瘤"或"子宫平滑肌瘤"。

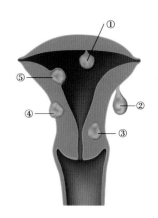

子宫肌瘤的类型
① 带蒂的黏膜下肌瘤
② 带蒂的浆膜下肌瘤
③ 肌壁间肌瘤
④ 浆膜下肌瘤
⑤ 黏膜下肌瘤

8 子宫肌瘤会导致不孕、流产吗

子宫肌瘤对妊娠常见的影响是不孕、流产和产后出血等。子宫肌瘤对妊娠的影响与肌瘤的大小和部位有关。

通常黏膜下肌瘤可能会影响受精卵着床，引起不孕或早期流产。某些特殊部位的肌瘤，比如位于输卵管子宫开口处的肌瘤，会造成受精卵通过困难，引起不孕。不过，双侧输卵管开口都被肌瘤阻塞的可能性不大。大的肌壁间肌瘤也可以凸向宫腔，宫腔受压变形或影响到内膜血供，可

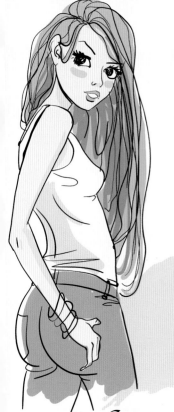

能会引起流产。孕晚期，如果肌瘤过大或位于子宫下段的话，可能造成胎位异常、胎盘位置异常或造成产道梗阻，从而试产失败或失去试产机会最终以剖宫产结束分娩。子宫肌瘤还会加大胎盘附着面，并引起子宫收缩不良。胎儿娩出后，由于胎盘排出困难或子宫收缩乏力引起产后出血也是妊娠合并子宫肌瘤时常见的临床并发症。

妊娠对肌瘤也有影响。部分孕产妇在妊娠期发生子宫肌瘤红色变性，表现为肌瘤迅速增大、腹痛、发热和血象升高。

⑨ 子宫肌瘤摘除术后多长时间怀孕比较好

子宫肌瘤剔除术对妊娠的影响，主要在于手术破坏了子宫肌层的完整性，子宫肌壁的某些部分形成了瘢痕，瘢痕部位肌层弹性比较差。妊娠足月时子宫腔的容量会增大到未怀孕时的 1000 倍左右，肌层被极度拉伸，此时手术瘢痕部位就是子宫壁的薄弱环节，可能发生该部位子宫破裂，危及母亲和胎儿的生命。

做完子宫肌瘤剔除手术以后避孕时间的长短主要也跟肌瘤的位置、数目和大小有关。如果是单发带蒂的浆膜下或黏膜下肌瘤，手术损伤较小，可以在术后较短时间内怀孕；如果是开腹或腹腔镜肌瘤剔除术，肌瘤体积不大，单发，生长位置靠近子宫浆膜层或肌瘤位于子宫肌壁间，可以在术后 3 个月到半年左右怀孕；如果肌瘤体积大或者多发，术后子宫肌层创面大，则需要避孕 1 年再怀孕。

总之，子宫肌瘤剔除术后避孕时间的长短主要由肌瘤的位置、数目和大小以及手术中的情况决定，医生，特别是了解手术情况医生的建议很重要。

孕妇使用麻醉药或麻醉性镇痛药物时,均有一定数量药物通过胎盘屏障进入胎儿血循环作用于胎儿。但是,只要用药的方式、剂量、时间适当,母体和胎儿的全身状态良好,就可以减少并发症,保证母子安全。实际上目前尚未发现卵巢囊肿剔除术中常用的各种局麻药在麻醉剂量时对产妇或新生儿产生任何不良影响。

10 妊娠期间发现卵巢囊肿,会影响妊娠吗

妊娠期间发现的卵巢囊肿多在妊娠前就存在,因大部分没有症状,只是在妊娠期间首次发现。早孕期间三合诊、超声检查可发现卵巢囊肿。妊娠合并卵巢肿瘤的发生率为 1∶80~1∶2200,合并恶性肿瘤的发生率为 1∶805~1∶52 800,因此妊娠期间发现的卵巢肿瘤大多数是卵巢良性肿瘤。

卵巢囊肿对妊娠的影响随着妊娠的时段不同而不同。早孕时肿瘤过大嵌入盆腔可能引起流产;中孕时子宫增大,将囊肿自盆腔提升到腹腔,囊肿活动空间变大,容易发生扭转,特别是内容物不均质的肿瘤,比如畸胎瘤,更容易发生囊肿扭转。晚孕期间肿瘤体积大、位置低可能引起产道梗阻,造成难产,分娩时也可能引起肿瘤破裂或出血。

11 合并子宫肌瘤和卵巢囊肿,是否只能剖宫产呢

合并子宫肌瘤和卵巢囊肿的产妇都有机会阴道分娩,除非有产科剖宫产的指征或发生子宫肌瘤或卵巢囊肿阻塞产道、卵巢肿瘤为恶性肿瘤或者卵巢囊肿发生扭转等急腹症的情况。

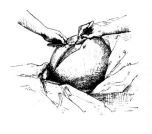

如果施行剖宫产,需要根据产妇情况决定是否在剖宫产同时剔除子宫肌瘤。如果肌瘤单发,靠近剖宫产切口,可以通过同一切口剔除肌瘤,手术困难不大,估计手术出

血不会太多，可以在剖宫产同时剔除肌瘤；否则不必强行剔除肌瘤，可以在产后定期随访，观察肌瘤变化，必要时产后择期手术。

至于卵巢良性肿瘤，通常可以在剖宫产时同时处理。对于卵巢恶性肿瘤，需要产科医生与妇科肿瘤医生在术前充分评估病情、制订治疗方案并与产妇充分沟通后决定分娩时机、分娩方式、肿瘤的手术方案以及术后治疗的方案。

12 子宫内膜异位症，会影响怀孕吗

子宫内膜异位症是指具有生长功能的子宫内膜，在子宫腔被覆面以外的地方生长。子宫内膜异位症与不孕关系密切，通常认为女性不孕患者中约 50% 患有子宫内膜异位症，子宫内膜异位症患者中 50% 发生不孕。子宫内膜异位症引起不孕的原因尚不清楚，可能与该病引起子宫和输卵管解剖和功能异常有关，也可能与该病引起盆腹腔内环境改变、排卵障碍或内分泌障碍有关。

迷你百科

月经与咯血

一些女性，每逢月经就开始出现咳嗽、咯血等症状，胸片检查可以发现肺部阴性，容易被误诊为肺结核、肺癌等疾病。如果明确咯血与月经周期有关，要警惕肺部的子宫内膜异位症。首选激素治疗，无效选择外科切除肺叶。

13 子宫内膜异位症能治愈后再怀孕吗

子宫内膜异位症可以用药物控制或手术治疗。但是，子宫内膜异位症与雌激素有关，由于育龄女性体内雌激素水平较高，因此除非采用根治性手术治疗（切除双侧卵巢），复发率很高。

所以确诊子宫内膜异位症以后，只能选取适当的时机尽早生育，而不能期待疾病彻底治愈后再妊娠。

14 如果阴道炎在孕期复发，需要治疗吗？如何治疗？治疗药物会影响胎儿吗

孕前患有阴道炎，妊娠期间可能复发，特别是念珠菌性阴道炎。孕期阴道炎除了引起外阴阴道瘙痒、分泌物增多等症状造成孕妇不适外，更重要的是可能影响胎儿发育，甚至造成流产或早产，因此，孕期阴道炎复发时需要治疗。治疗时要针对病因，对引起阴道炎的病原体进行治疗。治疗药物的选取要听取专业医生的意见，将对胎儿的影响减少到最小。

15 什么是宫颈癌

宫颈位于子宫体的下方，是子宫体和阴道的连接和过渡部位，对于女性的生殖、盆底功能等重要生理生殖活动具有极为重要的作用。宫颈也是下生殖道容易发生感染和癌变的部位。

宫颈癌是最常见的妇科恶性肿瘤之一，我国每年新增宫颈癌病例 13.5 万，占全球发病数量的三分之一。发达国家宫颈癌的发病率在下降，而发展中国家的宫颈癌患者却越来越多。宫颈癌分成三大类，即宫颈鳞状细胞癌、宫颈腺癌和宫颈腺鳞癌，第一种最多见，后两种较为少见。

目前认为宫颈鳞癌以及宫颈癌前病变是由于高危型的人乳头瘤病毒（HPV）持续感染所导致的。其他增加宫颈癌风险的因素还包括分娩过早、多产、高危性伴侣以及机体免疫功能低下等。吸烟可以增加子宫颈癌的患病风险。另外，营养不良、卫生条件差也可影响疾病的发生。从感染 HPV 到癌前病变，再到癌症，有一个非常复杂和精细的变化，这个变化需要的时间很长（5~15 年）。而且绝大部分感染 HPV 的女性，会依靠自身免疫力消除掉 HPV；即使是癌前

病变的患者，大部分患者的病灶会自行消除而不需要治疗。因此，不必为感染 HPV 而恐慌惊吓；但是，如果不重视、不检查，也不根据医生的指导安排治疗，也是错误的。

16 宫颈息肉和宫颈癌有何关系

宫颈息肉是被覆上皮的宫颈内基质过度增长的良性病变。如果没有症状，通常是在盆腔检查时发现，它随时都可能导致出血症状。一般为单发、红色、光滑、延长的新鲜包块，有不同的形状，延伸至宫颈管外。一般都为良性，巴氏涂片可表现为未明确意义的不典型腺细胞（AGUS）。恶变非常罕见，但仍有类似息肉状的宫颈癌。因此，一般推荐切除后评估。

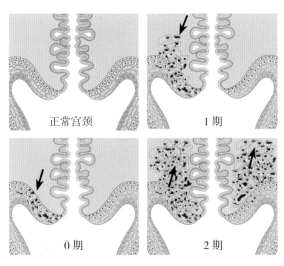

宫颈病变的过程
图中箭头示宫颈癌的发生

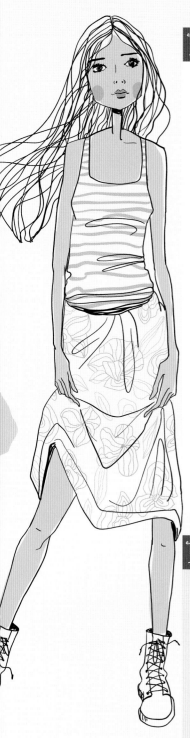

17 分析三个病例

例1：小美是一位26岁的已婚女性，准备要生孩子，前来门诊咨询备孕的相关检查。

回答：根据上述宫颈癌筛查指南，我们建议小美孕前做一个宫颈防癌筛查（TCT或者巴氏涂片）作为孕前检查的常规项目。如果已经怀孕了，可以在孕中期进行TCT或巴氏涂片检查。

例2：小丽是一位32岁的已婚女性，体检结果出来了，宫颈TCT是"不典型鳞状上皮细胞"，人乳头瘤病毒检查是"高危型（＋）"，紧张得不得了，前来门诊咨询治疗方案。因为还没有生育过孩子，特别担心这些"异常发现"对于生育的影响。

回答：我们建议小丽孕前行阴道镜检查以决定后续处理方案。如果已经怀孕了，可以在产后6周再行阴道镜检查。分娩方式没有特殊，可以阴道分娩。

例3：小王是一位29岁的准妈妈，刚刚怀孕4个月，在产科门诊体检发现宫颈息肉、TCT"高度鳞状上皮内病变（HSIL）"，前来咨询怎么治疗，治疗对孩子有什么影响。

回答：根据上表所示，小王应该在孕期行阴道镜检查和宫颈息肉切除，根据阴道镜检查和（或）病理活检的结果决定进一步诊疗方案。孕期阴道镜检查操作存在感染、出血、流产、早产等风险，但是绝对风险很小，也不会增加胎死宫内、胎儿畸形的问题，应该积极接受这种检查，避免严重病变的诊疗延误。

18 多囊卵巢综合征患者如何备孕

小琴是个矮小微胖的少妇，婚后3年一直未能怀孕。自打结婚以后，月经越来越不规律，起初40多天来一次，到后来延长到两三个月一次，最近半年都没来月经。不但如此，体重也明显增加，由婚前50kg增加到了75kg。最重要的是，非常喜欢小孩子的她一直未能如愿怀上自己的小宝宝……焦急的小琴在丈夫的陪伴下来到医院就诊。

听了小琴的描述，医生马上怀疑她得了"多囊卵巢综合征"，让她先空腹抽血查了性激素六项、空腹及餐后2小时的血糖及胰岛素，之后做了一个盆腔的超声，待结果出来后随诊。小琴心里犯嘀咕，到底什么是"多囊卵巢综合征"呢？

多囊卵巢综合征是一种生殖功能障碍与代谢异常并存的内分泌紊乱综合征，患者多为 20~40 岁的生育期女性，是临床妇科内分泌最常见的疾病之一。常表现为长时间不排卵、雄激素过多和胰岛素抵抗，一般多在青春期前后发病，有月经紊乱、闭经、不排卵、多毛、肥胖、不孕和双侧卵巢增大呈囊性改变等问题，有的患者症状典型，有的患者只有部分症状。

迷你百科

多囊卵巢综合征患者妊娠相关的风险有哪些？

妊娠期糖尿病及妊娠期高血压发病率更高，因此应当提早做好检查和监护。

辅助生育促排卵过程中，卵巢过度刺激综合征的发病率高，严重者需要终止妊娠。

回家后小琴自己翻阅了相关的科普书籍，对这个疾病做了大致了解。一周后小琴拿着检查结果返回门诊，盆腔超声显示：双侧卵巢呈多囊样改变；性激素六项显示：FSH 7.11IU/L, LH 21.42IU/L, T 0.55nmol/L, E_2 72.4pg/ml, P 0.45ng/ml, PRL 10.85ng/ml；空腹血糖：5.6mmol/L，餐后 2 小时血糖：8.1mmol/L；空腹胰岛素：25uIU/ml，餐后 2 小时胰岛素：43uIU/ml。医生告诉小琴，从她的临床表现以及化验结果来看，她确实是患上了多囊卵巢综合征。最重要的基础治疗在于饮食控制和运动，能否恢复正常月经并成功自然受孕很大程度上取决于自身的努力。同时，医生还指导她服用黄体酮胶丸诱导月经来潮，并从下次月经的第一天开始规律服用达英 -35 和二甲双胍，并叮嘱 3 个月后复查。

19 多囊卵巢综合征如何预防和治疗

多囊卵巢综合征是内分泌系统代谢紊乱的综合征，对身体的不良影响是多方面的，应当尽量避免各种诱因，预防多囊卵巢综合征的发生。对于患有多囊卵巢综合征的患者来说，目前尚没有根治的办法，但可以采用合理的方式对病情进行有效控制。除了要注意上述生活方式调整等基础治疗外，常需要药物辅助治疗：

调节月经周期：采用孕激素定期撤退或者规律服用口服避孕药；

治疗肥胖及胰岛素抵抗：服用胰岛素增敏剂，如二甲双胍，也有助于减轻高雄激素的状态，恢复月经和排卵；

多毛和痤疮：通过服用含环丙孕酮的口服避孕药可以

迷你百科

多囊卵巢综合征的预防

◎ 减轻体重

正常的体重有助于雄激素的正常代谢，从而改变卵巢的功能状态。合理的体重是女性生殖内分泌系统功能正常的重要基础。

◎ 合理的饮食结构

这是辅助治疗的关键，要注意清淡饮食。

◎ 适当运动

可以促进人体血液循环，提高免疫力，有利于内分泌的协调。

◎ 良好心情

保持良好情绪，避免压力过大是预防多囊卵巢综合征的有效措施之一。

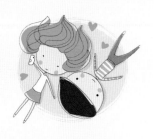

多囊卵巢综合征备孕指南

起到治疗作用，通常维持用药 3~6 个月可明显见效；

促进生育：有生育要求的患者在以上治疗的前提下可以进行促排卵治疗，如氯米芬。

三个月过去了，当小琴回到门诊的时候令医生眼前一亮，她足足减去了 10kg 的体重，整个人很精神，也漂亮了许多。看到复查的各项化验结果都恢复正常，医生祝贺她说："好了，现在可以为孕育宝宝而努力啦！"

20 多囊卵巢综合征患者如何排卵并怀孕

多囊卵巢综合征影响怀孕的主要症结在于稀发排卵或无排卵，稀发排卵者有自然受孕的可能，只是概率较低。多数情况下，还是需要促排卵治疗。

那么有什么办法可以帮助患者排卵并怀孕呢？

基础治疗：还是要再次强调调整生活方式和减轻体重的重要性，减低体重后即使不能恢复自发排卵，也可以提高对促排卵药的敏感性。

促排卵治疗：常用药物是氯米芬，能促进卵泡正常发育；其次是促性腺激素，适用于氯米芬治疗失败的患者；近年来有使用来曲唑促排卵的趋势，有效率和安全性均较氯米芬更高。

心理治疗：不孕不育患者一般心理压力都很大，因此应当进行心理调整，进行自我激励、自我放松，解除忧虑的情绪。

小琴在医生指导下应用促排卵药物，2 个月后，她惊喜地发现自己怀孕了，而且定期检查宝宝宫内发育情况很好，亲朋好友都为小琴高兴……

小琴无疑是幸运的，并非所有多囊卵巢综合征的患者都可以通过药物促排就可以成功怀孕，如果长期的促排药物治疗无效，二线的治疗包括腹腔镜下"卵巢打孔"，可促进卵泡发育成熟并排卵；辅助生殖技术如"试管婴儿"。

⊙稀发排卵不意味着没有自然受孕的机会，但概率较低，监测也有一定难度。

⊙最好和最根本的治疗方法是体重控制，不少多囊卵巢综合征的患者通过饮食、运动等生活方式的改变，得到生殖内分泌功能的显著改善而自然受孕。

⊙最好在医生指导下先纠正明显的高雄激素状态和胰岛素抵抗再诱导排卵，否则对成功率有一定影响。

⊙多囊卵巢综合征患者如果需要做"试管婴儿"，比正常人更容易发生卵巢过度刺激综合征。

⊙多囊卵巢综合征患者妊娠后容易发生妊娠期糖尿病和妊娠高血压，需要提早做糖耐量筛查，并加强孕期检查和监护。

⊙多囊卵巢综合征除影响月经和怀孕外，更有干扰糖、脂代谢，增加心血管疾病风险等重要负面影响，需要终生关注和治疗。

21 备孕期和孕期鼻炎怎样治疗

过敏性鼻炎是常见的呼吸道疾病，和哮喘一样，也是气道的非感染性慢性炎症导致的疾病。常见的症状包括鼻痒、眼痒、喷嚏、流清涕、鼻塞。过敏性鼻炎引起的鼻后滴漏综合征可引起顽固的咳嗽，实际上也是过敏性鼻炎的一种亚型。

迷你百科

备孕和妊娠期间禁用药物

禁用有耳毒性的氨基糖苷类抗生素，如链霉素、庆大霉素、卡那霉素等。慎用四环素和喹诺酮类抗生素。

怀孕期间，雌激素水平增高，可以增加鼻黏膜敏感性，导致小血管扩张，组织水肿，腺体分泌旺盛，可加重过敏性鼻炎的鼻塞症状。鼻塞严重影响生活质量，会导致张口呼吸，口腔干燥。喷嚏和咳嗽增加腹部压力，可能会对妊娠的子宫造成不良影响；部分过敏患者，剧烈的咳嗽甚至可以导致肋骨骨折，因此应避免过敏性呼吸道疾病的剧烈发作，因为不仅影响母亲的生活质量和生命安全，对胎儿也有不利影响。建议在备孕期进行过敏原检查，采取相应的预防（包括过敏原避免措施）和药物治疗措施。

备孕和怀孕期间过度劳累，可能导致上呼吸道感染。若出现脓涕，则合并鼻窦炎，此时可酌情使用青霉素或头孢等妊娠药物安全分级为 B 级的抗生素治疗。一般方法治疗无效时，可在清除鼻腔分泌物后，用鼻腔喷雾剂，例如布地奈德鼻喷剂（妊娠药物安全分级标准中属于 B 类药物）。

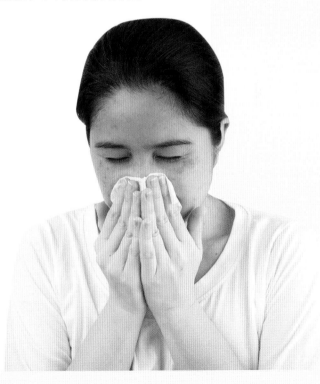

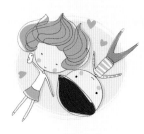

22 孕期出现荨麻疹如何用抗过敏药物

慢性荨麻疹是最常见的瘙痒性皮肤疾病，因多合并有剧烈瘙痒，荨麻疹对患者的生活质量影响比较大。大多数情况下，慢性荨麻疹病因不明，目前主要治疗药物包括口服抗组胺药物、局部外用止痒药物等。如果孕期有慢性荨麻疹发作，应适当使用抗组胺药，改善生活质量。如果孕期急性荨麻疹发作，多与感染或食物过敏等因素相关，应积极治疗原发病。就荨麻疹这种一般需要药物对症治疗的慢性疾病而言，建议尽量在怀孕前找专科医生咨询，确定疾病的诱因，加以避免。如果孕期有轻中度荨麻疹症状反复发作，可先选择按需外用药物（例如炉甘石洗剂、止痒乳膏等）缓解瘙痒，并避免导致瘙痒加重的因素，例如加强润肤，避免皮肤干燥；如果急性荨麻疹发作，可考虑使用葡萄糖酸钙注射止痒。

食物过敏备孕指南

妊娠期间，无需通过严格的饮食限制，预防孩子将来的食物过敏，例如海鲜、鸡蛋、牛奶等。妊娠期间刻意避食这些食物，并不能降低孩子出生后对这些食物过敏的可能性。孩子出生后，如无禁忌证，应该尽量延长母乳喂养的时间，研究表明，至少四个月的纯母乳喂养对降低孩子婴幼儿及学龄期的过敏发生是非常重要的。

美国食品和药物管理局（FDA）的孕妇用药安全分级标准

A级	B级	C级	D级	X级
最高的安全级别，依据是动物和人体试验均证实此类孕期药物安全，只有少数几种药物，例如维生素C等属于A类药物	安全性略低于A级，动物试验证实安全但缺乏人体试验的数据。B类药物包括日常用的抗生素，如青霉素族及绝大多数的头孢菌素类药物，洁霉素、氯林可霉素、红霉素等。抗组胺药物，包括西替利嗪和氯雷他定等，是用于治疗荨麻疹等皮肤过敏的常用药物，也属于B类药物，可在医生指导下选择使用	基本可以认定不安全，因为动物试验已证实对胚胎不安全，但缺少人体试验研究数据，仅在权衡对胎儿的利大于弊时给予。倍他米松、地塞米松、泼尼松等属C类药	对人类胎儿的危险有肯定的证据，只有对孕妇需要肯定其有利时方予应用。例如当孕妇生命垂危或疾病严重而无法应用其他较为安全的药物时选择这类药物以挽救孕妇生命。这类药物包括四环素和链霉素等	在动物或人体的研究中已证实可使胚胎异常，此类药物对孕妇的应用危害明显大于任何益处。该药禁于已妊娠或将妊娠的妇女。这类药物包括抗肿瘤药、镇静催眠药、大剂量解热镇痛药、酞胺哌啶酮（反应停）等。另外，大剂量维生素A、大剂量酒精（饮酒，每日150 ml或以上）可导致胎儿畸形，也属于X类药物

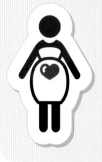

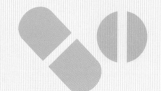

如果皮疹和瘙痒严重影响孕妇生活质量，可规律使用西替利嗪等孕妇用药安全分级标准为 B 类的药物，目前的动物实验和循证医学证据表明这类药物是相对安全的，至少是在孕中晚期。

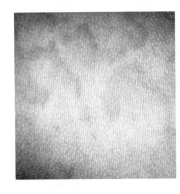

荨麻疹

23 花粉过敏患者什么时候要孩子合适

花粉过敏往往具有鲜明的季节特点。在北方，春季（3~5月）和秋季（8~9月）是花粉暴露的高峰季节。如果备孕的准妈妈在经过过敏专家用正规的诊断方法（通过皮肤试验和抽血 IgE 检测）确诊为花粉过敏，可选择在花粉季节结束后尽快怀孕。其原因是孕期一共是 10 个月（280 天），而怀孕的前 12 周是胎儿主要器官形成的关键时间，对母亲所用的药物尤其敏感。故选择在花粉季节已经过去，不需要用过敏控制药物了，而等下一个花粉季节来之前，此时胎儿已经度过了最敏感的时期。这就相当于和花粉季节打了一个"时间差"，对胎儿和母亲都比较适宜，也就是说，如果是秋季花粉过敏（8~9月份为发作期）的患者，最好尽量避免在 6~9 月份受孕；而春季花粉过敏的患者（症状多于 3~5月份发作），最好尽量避免 2~5 月份受孕。

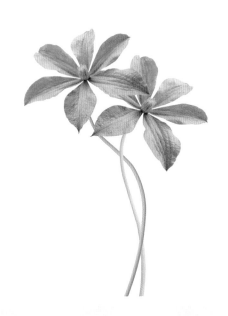

24 我有缺铁性贫血，怀孕前需要纠正吗

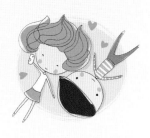

备孕期和孕期的用药指南

缺铁性贫血是育龄期妇女最常见的贫血。很多女性可能已经发现了好几年，因为没有症状，就没有在意。但是如果准备怀孕，就需要调整身体到最好的状态，才能保证肚子里的宝宝顺利健康的成长。尤其是怀孕后，由于孕妇血容量增加，以及胎儿的生长发育需要大量的营养物质，会导致贫血进一步加重。准妈妈们常会出现乏力、头晕、耳鸣、记忆力减退、食欲差等。严重贫血、缺铁可能因胎盘缺血缺氧，导致胎儿生长受限，容易发生胎儿窘迫、早产或者死胎。所以应该在怀孕前积极治疗。

通常年轻女性的缺铁是由于月经量大造成的，也有少数患者是因为有消化性溃疡长期少量失血。加上饮食摄入铁不够或吸收不足，导致缺铁。如果是因为消化道疾病导致的铁吸收不足和持续失血丢失，则首先需要治疗消化道疾病。营养均衡，多补充含铁高的食物，如瘦肉、猪肝、血制品，不喝浓茶和咖啡等。口服补充铁剂安全有效，如琥珀酸亚铁或多糖铁复合物，口服维生素C能帮助铁的吸收。铁剂一般餐后服用，减少对胃肠道的刺激，服用铁剂后大便会发黑，是药物导致的不用担心。少数情况下服用铁剂后可能出现胃部不适或便秘。一般补铁治疗一个月后血红蛋白可以恢复正常。

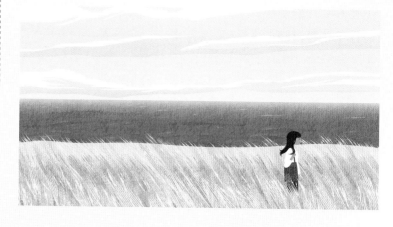

25 我有地中海贫血，会影响宝宝吗

地中海贫血常见于广东、广西、海南等南方地区，是一种**不完全显性遗传**的慢性溶血性贫血，由于基因突变或缺失造成血红蛋白合成异常导致的贫血，没有药物可以治疗。一般成年人为轻型和部分中间型，平时表现血红蛋白正常或仅轻度下降，只是红细胞体积明显偏小，没有症状，无需治疗。

但地中海贫血是一组遗传性疾病，可能传给宝宝。如果夫妻为同型地中海贫血基因携带者，每次怀孕，宝宝有 1/4 的机会为正常，1/2 的机会为基因携带者，另 1/4 的机会为重型地中海型贫血患者。而如果夫妻双方携带的是不同型的地中海贫血基因，或者只有一方携带地中海贫血基因，所生的孩子不会得重型地中海贫血。重型地中海贫血可能导致死胎，或者在出生后马上死亡，即使存活也只能依靠输血、长期使用铁剂维持生命。所以孕前检查和产前诊断非常重要。

如果夫妻一方为地中海贫血基因携带者，其配偶也需要接受检查。如果双方为同类型地中海贫血基因携带者，则怀孕后要为胎儿进行羊水、脐带血取样进行 DNA 产前基因诊断。如果基因诊断发现胎儿为中间型或重型地中海贫血，建议施行人工流产，终止妊娠；如果是正常或轻型地中海贫血儿，则可以安心继续妊娠。

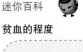

迷你百科

贫血的程度

女性根据血红蛋白量的多少，贫血的严重程度分为四等级：

⊙ 血红蛋白浓度低于 30g/L 为极重度贫血

⊙ 30~60g/L 为重度贫血

⊙ 60~90g/L 为中度贫血

⊙ 高于 90g/L，但小于 110g/L 为轻度贫血

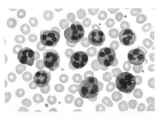

正常血涂片，红细胞呈双凹圆盘状

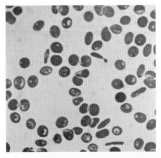

地中海贫血，血红蛋白异常，红细胞形态多样，容易破坏，发生溶血性贫血

26 有血友病家族史的女性会生一个血友病男宝宝吗

血友病是一种**遗传性出血疾病**，患者因为缺少凝血因子而经常出血，导致关节变形致残甚至危及生命。当爸爸是血友病患者而妈妈不是时，儿子都不会得血友病，女儿则都会成为血友病基因携带者。当妈妈是血友病基因携带者时，其儿子有50%的概率患血友病，女儿有50%的概率是携带者。因此，血友病是女性携带，导致下一代男性发病。对于有血友病家族史的女性，应该做基因检测。如果有血友病基因携带，怀孕之后需要做产前诊断。如果是男性胎儿，需要抽取羊水或绒毛做基因检测，判断胎儿是否健康。一般在怀孕16~22周时做产前诊断比较理想。

血友病遗传图谱。当母亲是致病基因携带者时，所生儿子50%可能罹患血友病；女儿都不发病，但女儿50%携带致病基因

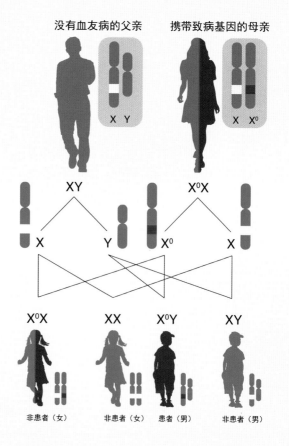

没有血友病的父亲　　携带致病基因的母亲

X Y　　　　X X⁰

XY　　　　X⁰X

X　　Y　　X⁰　　X

X⁰X　　　XX　　　X⁰Y　　　XY

非患者（女）　非患者（女）　患者（男）　非患者（男）

27 怀孕期间为什么容易发生下肢深静脉血栓

一对夫妇努力要宝宝，经过千辛万苦终于怀上了。定期的产检一开始都没有问题，谁知道6个月的时候，孕妈的两只小腿越来越肿，到医院一查居然是下肢深静脉血栓。医生交待病情时告知了发生肺栓塞猝死的风险，小俩口顿时就吓蒙了。回来在网上一查，惊喜参半："惊"的是，网上真有孕产妇肺栓塞死亡的相关报道，不少文章说发生率还不低；"喜"的是，有许多网友也有类似的经历，看来孕产妇发生下肢深静脉血栓的概率也不低，得这个病并不孤单。关于治疗，各个论坛众说纷纭，打针、吃药、做手术的都有。小俩口最后商量了一下，决定接受现实，在正规医院积极治疗，最终顺利生下了宝宝。那么，如何避免孕产期发生下肢深静脉血栓呢？

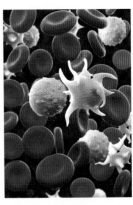

血小板参与凝血

　　下肢深静脉血栓是一种常见病，是指静脉血液在下肢深静脉血管内凝结。它可遗留下肢水肿、继发性静脉曲张、皮炎、色素沉着、淤滞性溃疡等，严重的血栓脱落可以导致肺栓塞，甚至引起猝死。

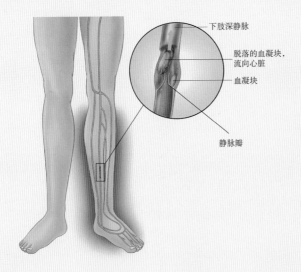

下肢深静脉内形成的血栓，脱落后进入心脏，可引起肺栓塞。大面积肺栓塞会丧命

　　下肢深静脉血栓的发病主要有三大因素，即静脉血流滞缓、静脉壁损伤和血液高凝状态。怀孕后，子宫就会逐

渐增大，这样会压迫腔静脉与髂静脉，使得静脉回流变差，下肢血流滞缓。怀孕时胎盘产生大量雌激素，促进肝脏产生各种凝血因子，致使血液呈高凝状态，再加上孕妇活动量小，因此，孕产妇是下肢深静脉血栓的高危人群。据资料表明，在下肢深静脉血栓患者中，产后占了五分之一，这样的比例已经说明了下肢深静脉血栓的形成与妊娠及产后有着密切的关系。

28 孕期哪些时间段容易发生深静脉血栓

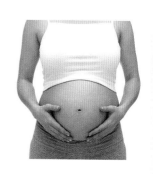

一般来说，怀孕 4 个月以上，增大的子宫就开始压迫下肢的回流静脉了，并且随着子宫的增大，压迫得越来越厉害。雌激素水平也是逐渐升高的。大多数孕妇在临产前的活动量也是最小的。因此怀孕 4 个月以上的孕妇都是下肢深静脉血栓的高危人群，孕期越往后，发生下肢深静脉血栓的风险越高。许多孕妇孕后期出现下肢的水肿，就是静脉回流不畅的一种表现，也是下肢深静脉血栓风险的一种提示。

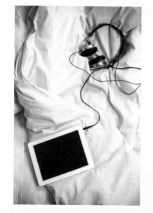

29 孕期怎样才能降低深静脉血栓的发生

想要降低下肢深静脉血栓的发生，就需要尽可能地降低其危险因素。有些危险因素是无法改变的，比如子宫对深静脉的压迫、孕期内雌激素水平的变化等。有些危险因素可以干预，例如：避免长期站立；适当增加下肢的活动（无论是下地活动，还是在床上活动双腿）；夜间睡眠时抬高双下肢促进血液回流（在脚踝下垫个枕头之类）；站立及行走时穿戴"抗血栓梯度弹力袜"（注意：一定要是下面紧上面略松的梯度弹力袜，促进血液回流，不要是上面紧的普通袜子，勒住腿了血液反而不能回流）等。这些方法都能够降低下肢深静脉血栓的发生率。

另外，如果有其他的血栓危险因素，比如前面提到的肿瘤、自身免疫病等，最好在怀孕前咨询相关专科的医生。

30 已经诊断深静脉血栓该怎么办

已经明确诊断的下肢深静脉血栓应该到医院接受正规的治疗。具体的治疗策略需要综合考虑许多因素，例如准妈妈的凝血状态、肝功能、体重、孕周等，比较复杂。另外，由于其中的一些治疗方法对准妈妈和胎儿都有潜在影响的可能，需要征得患者和家属的同意。因此，最终治疗方案的确立，需要医生、患者及家属共同讨论。

下肢深静脉血栓的治疗，首先还是物理治疗：急性期需要卧床，避免剧烈活动，避免血栓脱落。非急性期的物理治疗和血栓的预防类似，尽量抬高患肢、穿戴弹力袜和避免长时间站立等。药物治疗中最基础的就是抗凝治疗，对于孕产妇而言，最常用的药物是肝素类抗凝剂。具体的药物选择和剂量需要视病情而定。部分病情较重的患者可能需要手术干预。

31 为什么产后容易发生下肢深静脉血栓

下肢静脉血栓的发病机制主要有三大因素：血液的高凝状态、血管内皮损伤、血流淤滞。首先，妊娠期妈妈们的雌激素分泌增加，促进肝脏产生凝血因子。分娩后早期

迷你百科

肺血管 CT

肺血管 CT 是一项昂贵的检查，但是能帮助医生确诊肺栓塞。检查需要注射对比剂，一些病人对对比剂过敏。

迷你百科

抗凝治疗与胎儿安全

肝素类药物在孕产妇中的应用是相对安全的。目前的研究表明，只要应用的剂量正确，不出现出血等并发症，肝素类药物对胎儿的发育没有明确的影响。

以前得过深静脉血栓的妇女可以再次怀孕，但需要格外重视血栓再次形成的风险。

> 中国妈妈生完宝宝以后，最流行的就是"坐月子"：少下床、少活动、多吃多睡、千万别活动、怕着凉。此外，很多宝宝出生以后开始哭闹，妈妈们就会长期坐着抱宝宝或是摇婴儿床，让宝宝安静地睡着了，但这种生活习惯却导致了下肢活动减少，下肢的血液流动减慢，于是静脉里的血液在孕期存留下来的过多的凝血因子的作用下开始起作用，最终会让下肢静脉里的血液凝结成块。

迷你百科

下肢深静脉血栓形成的危险因素

> - 肥胖
> - 剖宫产
> - 以前做过大手术
> - 炎症性肠病
> - 肾病综合征
> - 系统性红斑狼疮
> - 易栓症
> - 全身感染
> - 静脉曲张
> - 心房颤动
> - 心力衰竭

血液仍处于高凝状态，这在生理上有利于胎盘剥离面形成血栓，减少产后出血。但是体内的纤维蛋白原、凝血酶、凝血酶原要持续到产后 2~3 周才能降至正常。这就造成了产后早期妈妈们的血液处于高凝状态，更容易出现血栓。分娩时（自然分娩或剖宫产）的创伤造成血管壁损伤合并血液的高凝状态，就让妈妈们更容易产生血栓。此外，如果你的宝宝是接受剖宫产手术而出生的，由于多采用硬膜外麻醉，麻醉平面以下的肢体活动明显减少，导致了下肢的血流缓慢，更进一步增加了出现血栓的风险。

32 确诊下肢深静脉血栓有哪些方法

如果不幸中招成为危险人群，如何识别这个疾病呢？

首先，在产后下肢突然出现肿胀，就要警惕下肢深静脉血栓形成，因为血栓堵塞静脉回流会造成患侧肢体的水肿。这种肿胀一般是单侧肿胀或双腿不对称的肿胀。（什么？分不清是胖了还是肿了？那就用手指按一下小腿，如果凹陷下去是一个坑，那就是肿胀了，这叫做凹陷性水肿。）如果严重的时候，还会感觉到肢体的胀痛和坠痛，同时也会出现小腿肌肉（就是常说的小腿肚子）处的压痛和张力升高（感觉鼓鼓的）。而严重的静脉血液回流淤滞，还会表现为剧烈的疼痛或皮肤呈现紫红色、皮肤温度升高。

如果出现了上述症状，那就应该尽快去医院的血管外科就诊了。

33 便秘会影响怀孕吗

小王以往因为工作忙，没时间喝水、上厕所，容易便秘，时不时靠吃些减肥药润肠通便。最近她发现自己怀孕了，而排便看起来比之前还要费力，能不能继续吃通便药呢？

便秘是困扰孕妇最常见的问题之一。由于孕激素的作用，使得胃肠道平滑肌张力减低，蠕动减慢；在孕晚期，由于子宫不断增大，胃肠道特别是直肠受到的压力越来越大，同时腹壁肌肉收缩力下降，使得粪便排出受阻。粪便在肠内停留时间过长，导致水分被过多吸收，粪便干结，越发难以排出。而用力排便，可能诱发宫缩，导致流产、早产，因此怀孕期间应该注意预防便秘。孕妇应注意养成定时排便的习惯，多吃新鲜蔬菜水果，增加纤维摄入量，而不是摄入过多的蛋白和脂肪，多喝水，尽量保持良好的情绪，坚持适度的活动。一旦便秘的情况加重，最好不要自行服用泻药或外用通便的药物，因为刺激性泻药会使胃肠蠕动过快，而开塞露一类经直肠给药的外用药也会刺激肠道蠕动，容易诱发宫缩，造成不良的后果，也就是俗称"动了胎气"。但如果不加处理也有因为粪便过于坚硬，发生嵌顿梗阻的可能。因此孕期严重便秘正确的处理方法是，就诊正规医院的消化内科，在医生的指导下谨慎地使用可以软化粪便的药物，比如一些作用温和的渗透性泻药。

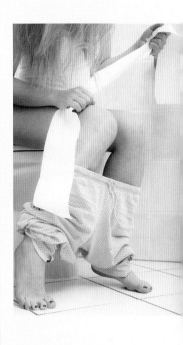

既然孕妇用力排便可能诱发宫缩，那么准备怀孕的女性在同房后用力排便，会不会影响受孕呢？

答案是否定的。在同房后数量庞大的精子是通过主动游动，经阴道 - 宫颈 - 宫腔，最终到达输卵管与卵子会合，经过大约 24 小时，受精过程结束，受精卵宣告诞生。在受精后 4 天左右，胚胎的雏形才到达子宫内，准备安营扎寨。这一过程虽然复杂，但不受体外环境影响，更多地与体内的激素水平、输卵管和子宫的内环境以及精子和卵子质量有关。因此不要说排便，就算是跑个几百米，也不会对受孕的过程造成太大影响。

> 小梅从小肠胃弱，稍微吃得不合适就会胃疼，吃冷吃硬吃辣都不行。最近准备怀孕，不知什么原因，胃疼得更频繁了，有时空着肚子也会疼一会，需要去看病吗？

胃疼不是很特异的症状，消化性溃疡、幽门螺杆菌感染、胃肠道动力异常甚至胆囊炎、胆结石都可能出现这一表现。上述疾病平时可能对生活影响不大，但是在怀孕期间，一旦症状加重，比如溃疡合并出血、胆结石急性发作，都会给孕妇带来极大的不便和风险。如果备孕期间就诊消化科，通过检查发现问题，可以药物治愈的尽早治疗，不能根治的通过改善生活方式和适当的药物加以调养，暂时不宜手术的提高警惕避免急性加重。因此如果有经常胃疼的情况，还是建议在备孕期间到专科就诊，能够防患于未然，更平稳地度过孕期。

对于一部分难以短期完全改善症状的胃炎患者，如果对生活质量有严重影响的，即使在备孕期，也可以在消化科医生的指导下服用相对安全的药物。

是否服药，以及如何服药，请参见药物说明书或咨询医生，绝不要服用自己不了解的药物。

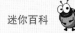

迷你百科

慢性胃炎的病因

慢性胃炎的病因有很多，比如幽门螺杆菌感染、长期饮酒、长期服用非甾体抗炎药、胃动力异常、胃液分泌异常等等。

有些病因通过改变生活方式就可以获得明显的效果，包括戒酒、尽量减少服用止痛药物、合理的作息、避免饥一顿饱一顿，可以改善胃肠的动力状态和胃液分泌的情况。

还有些病因可以用药物完全去除，比如幽门螺杆菌感染，在消化科医生的指导下通常可以根治，从而降低发生消化性溃疡的风险。

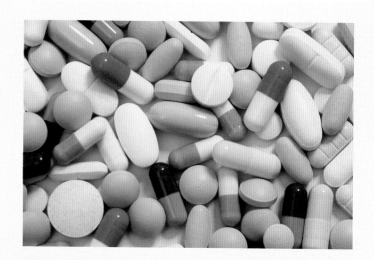

35 我有幽门螺杆菌感染，孕前需要治疗吗

　　幽门螺杆菌是一种胃内致病菌，可导致慢性胃炎、消化性溃疡，甚至引起胃癌。因此在合并较重的胃炎、消化性溃疡时，建议根治细菌。如果怀孕前明确诊断幽门螺杆菌感染，同时有腹部不适的症状或者有治疗的愿望，即使没有明确的消化性溃疡或胃炎的证据，也可以接受根治细菌的治疗，降低孕期发生消化性溃疡或严重胃炎的风险。因为一旦孕期出现消化性溃疡，许多药物可能对胎儿有潜在的影响，而且在根治幽门螺杆菌的治疗方案中，部分药物是禁用于孕妇和哺乳期妇女的。

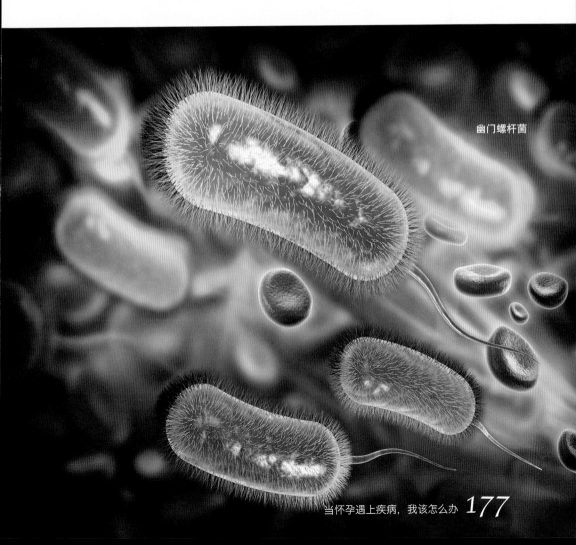

幽门螺杆菌

36 慢性胃炎是否会引起严重的妊娠反应

妊娠反应的成因虽然目前尚不完全明确，但多数人认为在怀孕早期（停经 6 周左右），由于绒毛膜促性腺激素（hCG）水平的升高，孕妇会出现胃酸分泌的减少和胃排空时间延长，轻者出现乏力、食欲下降、厌油腻食物，重者会有恶心和晨起呕吐，更有甚者会持续呕吐，由于反复胃液反流的刺激和孕期消化道平滑肌的松弛，还可能出现反酸、烧心等症状。在停经 12 周以后，随着 hCG 水平的下降，症状多自然消失。由于每个人身体素质的差异，对于激素水平变化的反应也不同，因此并非所有的孕妇都会出现恶心、呕吐。前面已经提到慢性胃炎有多种病因，如果怀孕前有胃排空延迟的动力异常，可能孕早期妊娠反应会较其他人略严重，但如果是其他原因导致的胃炎，不能明确与妊娠反应的相关性。在早孕期通过少食多餐、避免油腻食物、保持良好心情，可以在一定程度上改善症状。但如果持续呕吐、出现脱水症状，应及时到医院就诊，通过输液补充水分，并排除其他原因导致的呕吐。

迷你百科

反流性食管炎

反酸、烧心的症状提示可能存在胃酸或食物反流入食管，长期的化学刺激可能导致食管黏膜炎症，也影响生活质量，医学上称之为胃食管反流病。导致反流的原因可以归结为两大类，即结构异常或功能异常，前者如食管裂孔疝、外科术后改变、幽门梗阻等；后者如食管裂孔功能障碍、胃排空延迟等。先天结构异常导致的严重反流，可能需要外科干预。而功能异常者可以通过药物改善症状和黏膜炎症，包括抑酸剂、促动力药物，阶段性的治疗后，症状往往可以得到较好的控制，但容易复发。

37 我有胃食管反流病，怀孕后会加重吗

孕期由于孕激素作用，消化道平滑肌较为松弛，绝大多数孕妇都会出现反流症状，即反酸、烧心的发作，而且孕后期因为子宫进行性增大、膈肌上移，反流的发生可能更为频繁。

既往有胃食管反流病的孕妇，由于存在消化道结构或功能异常的基础，发生反流的风险确实更高。可以通过少食多餐、杜绝睡前 3 小时内进食以及抬高床头等方法改善症状。如果反流症状突出，严重影响生活质量，可在消化内科医生指导下通过药物控制症状。

38 我以前有消化性溃疡，孕前需要复查吗

消化性溃疡的病因包括幽门螺杆菌感染、胃酸过多和胃黏膜屏障功能减弱，饮食不规律、胃动力异常、压力过大等情况会削弱胃黏膜的保护作用。

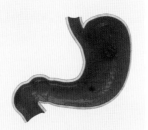

胃溃疡

如果您既往罹患消化性溃疡，近期有症状，备孕前建议复查内镜或呼气试验查幽门螺杆菌。

如果您有病史，但目前没有症状，也可以酌情查呼气试验。一旦确诊幽门螺杆菌感染，及时根治，防患于未然。

孕期由于孕激素的作用，可能使胃排空延缓，胃酸停留时间长，甚至胆汁反流，有诱发消化性溃疡的风险。因此如果孕期有典型的节律性腹痛出现，可在消化内科医师指导下服用相对安全的抑酸药物及黏膜保护剂。

39 妊娠期妈妈为什么需要补充钙

妊娠期，女性体内的雌激素和活化维生素 D 升高，在激素的影响下机体从肠道吸收钙增加。但婴儿在子宫内需要大量的钙来制造骨骼，婴儿的骨骼是用母亲的钙制造的，妊娠期婴儿的钙需要量为 25~30g，这些钙要从母亲的脐带输送给婴儿，为了婴儿的钙蓄积母体的骨量向减少的方向发展。另外，哺乳期通过哺乳补充婴儿所需的钙，母体的骨量也同样有减少的倾向，哺乳结束半年左右，一般减少的骨量逐渐回到正常的水平。

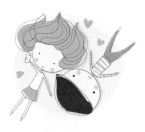

孕妇预防骨质疏松指南

预防骨质疏松，准妈妈一定要这样做：

◉ 首先，多吃含丰富钙质的食物：例如小鱼干、海带、大骨汤、牛奶、豆类、深绿色蔬菜，如果还是摄取不到足够钙质，可在医生指导下服用钙片和适量的叶酸。

◉ 其次，规律且良好的饮食作息：在养成好的饮食作息前，当然要先戒除不良的习惯，尽量抽空多运动、晒太阳、多吃蔬菜水果，最好能养成每天喝牛奶的习惯，并且不抽烟、不喝酒，才能让身体有储存钙质的本钱！

◉ 第三，定期做骨质密度检查：骨质密度是判断骨质疏松与否的依据。因此，早期诊断治疗非常重要，尤其对工作繁忙的现代女性来说，没空顾及运动和饮食均衡，更容易使骨质疏松提早报到。

骨质疏松症是骨量减少，骨质变脆，容易骨折的一类疾病。原因有钙摄入不足、年龄增加造成骨量减少、特殊疾病和服用药物等。

增加钙的摄入虽然可以改善骨密度，但是即使钙摄入充足，骨密度正常，也有容易发生骨折的情况。这是因为不良的生活习惯使骨质恶化，骨小梁中的支柱胶原蛋白劣化，这种情况需要补充叶酸。

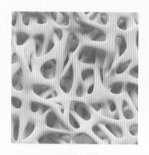

正常骨密度

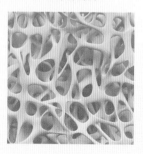

骨质疏松

40 妊娠期只补钙能否预防骨质疏松

叶酸 × 钙 = 预防骨质疏松

补钙预防骨质疏松是多数人的想法，钙当然是制造骨的原材料，但是预防骨质疏松症的重要的营养元素还有很多，其中之一就是叶酸。知道妊娠期间补充叶酸可以减少婴儿神经障碍发生的人很多，但是知道可以预防骨质疏松的人很少。

41 为什么需要补充叶酸呢

胶原蛋白劣化的一个原因是氨基酸的一种高半胱氨酸，这种高半胱氨酸在血液中增加，即使骨量正常也容易发生骨折。高半胱氨酸减少可使骨质提高，这需要叶酸。

因此，叶酸是不容易骨折骨质的重要营养素。也是预防骨质疏松症的重要因素。骨质疏松症的预防，不只是补钙还需要补充叶酸来预防胶原蛋白劣化。

妊娠过程中，胎儿使用母体的钙制造骨。因此，原来就钙不足的母体会有骨质老化的可能。因此，以补钙为中心适当补充提高骨质的叶酸也非常重要。

即使在婴儿出生之后哺乳期钙和叶酸的补充也非常重要。实际上，与妊娠期间相比，哺乳期更应该补充钙剂，因为，生产后的妈妈容易缺钙。

为了婴儿和妈妈的健康，妊娠期、哺乳期应该积极地补充钙和叶酸，制造结实良好的骨质来预防骨质疏松症。

42 妊娠期间甲状腺功能异常包括哪些

妊娠甲状腺功能异常包括甲状腺功能亢进（甲亢）、甲状腺功能低减（甲减）、亚临床甲亢和亚临床甲减。

孕妇血 FT_4 升高同时伴 TSH 下降，称为甲亢；FT_4 低下同时伴 TSH 升高，称为甲减；如果仅仅 TSH 升高但 FT_4 正常，称为亚临床甲减；FT_4 正常同时 TSH 低下，称为亚临床甲亢。

迷你百科

孕妇甲亢的危害

孕妇甲亢控制不住时会对胎儿和母亲造成不良影响，会造成流产、早产、胎盘早剥、胎儿宫内生长迟缓、足月小样儿、死胎等。

甲亢对母亲会造成先兆子痫、充血性心力衰竭，甚至甲状腺危象等。

43 甲减对胎儿和母亲有什么影响

妊娠期甲减会对胎儿神经智力发育有显著影响，妊娠相关的不良影响还包括自发性流产、胎盘剥离、胎儿窘迫症、早产、低体重儿和死胎等。甲减对母亲的影响包括患者生育能力降低、不孕、妊娠子痫、贫血和产后出血等。

迷你百科

呆小症

胎儿的生长发育（尤其是神经系统发育和分化）需要足够的甲状腺激素，甲状腺激素轻度缺乏，会影响孩子的智商；甲状腺激素严重缺乏，孩子会智力低下、痴呆、步态不稳、听力障碍，后果十分严重，俗称呆小症。这些损害是不可逆的，即使出生后补充甲状腺激素，新生儿甲状腺功能正常了，也无法挽回对胎儿的损害。

44 亚临床甲减对胎儿和母亲有什么影响

大量临床研究发现妊娠期间即使发生亚临床甲减也会增加不良妊娠结局，包括影响胎儿的生长发育，尤其是影响孩子的智商，此外孕妇亚临床甲减会增加自发性流产、早产、胎儿呼吸窘迫症、胎盘早剥和死胎等，对母亲造成贫血和产后出血。但是也有一些研究显示，亚临床甲减并不影响孩子的智商和不良结局，对孕妇也没有不良影响。

45 妊娠发生甲亢是否一定需要治疗

妊娠时甲状腺功能亢进的病因有多种，包括弥漫性毒性甲状腺肿（Graves 病）、妊娠呕吐性暂时性的甲亢、亚甲炎甲亢期、毒性功能自主性甲状腺腺瘤（Plummer 病）等，其中最常见的是 Graves 病，其次是妊娠呕吐性暂时性的甲亢，亚甲炎和 Plummer 病都十分少见。

妊娠呕吐性暂时性甲亢和亚甲炎甲亢可以自然缓解，一般不需治疗，Graves 病和 Plummer 病需要治疗。

Graves 病患者通过休息改善睡眠和精神压力后，一部分患者的甲亢可以自然缓解，尤其是病情较轻有发病诱因的患者。由于甲亢对胎儿和母亲有不良影响，大部分甲亢患者需要治疗。

由于甲亢对妊娠的不良影响，因此必须进行治疗，甲亢治疗有三种方法：抗甲状腺药物，放射性 I^{131} 和手术。由于胎儿甲状腺对放射性十分敏感，很容易造成甲减，甲减对胎儿的影响十分严重和不可逆，放射 I^{131} 治疗对妊娠属于绝对禁忌证。手术治疗在孕早期容易造成流产，孕晚期容易发生早产，如果有必要，只能选择在孕中期进行，而且手术前需要用药物将甲状腺激素控制在正常范围内才能进行，所以妊娠发生甲亢多数采用药物治疗。

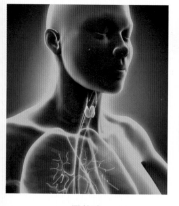

甲状腺

46 妊娠呕吐性暂时性甲亢是怎么回事

怀孕初期部分孕妇有严重的妊娠呕吐症，胎盘分泌大量绒毛膜促性腺激素（hCG），hCG 和 TSH 都属于糖蛋白，它们有相同的 α-亚单位，不同的 β-亚单位，当 hCG 浓度很高时，hCG 具有刺激甲状腺分泌甲状腺激素的作用，甲状腺功能表现 FT_4 和 FT_3 升高，TSH 下降，患者常常伴有严重的恶心呕吐症状。妊娠呕吐性暂时性的甲亢是一个生理现象，不需要治疗，随着孕期进展，在孕 12~14 周后 hCG 下降，甲状腺功能也恢复正常了。

妊娠呕吐性暂时性甲亢和 Graves 病的临床表现和甲状腺功能检查完全相同，只是症状较轻，如果血促甲状腺素受体抗体（TRAb）阳性，则支持 Graves 病诊断，但是 TRAb 阴性，并不能否定 Graves 病诊断。妊娠呕吐暂时性的甲亢患者的 hCG 通常要大于 10 万 IU/ml。

47 孕期发现甲亢，是流产还是继续妊娠

妊娠期间发生甲亢需要和医生商讨，根据具体情况采取不同的处理方法。

如果甲亢严重，药物治疗剂量大，对胎儿影响可能性大，而且甲亢也不容易控制，可多数采取流产。如果甲亢较轻，孕妇年龄较大，或者过去有多次流产或不孕史，可以采用对胎儿影响最小的丙基硫氧嘧啶（PTU）治疗，整个治疗过程中医生会尽量采用最小药物剂量，绝大多数甲亢孕妇可以分娩正常健康的孩子。

48 妊娠期使用甲亢药物治疗需要注意哪些问题

甲亢药物治疗有丙基硫氧嘧啶（PTU）和甲巯咪唑（MMI）两种药物，前者通过胎盘比后者少，致畸性作用也比后者少，故妊娠甲亢药物治疗都采用 PTU。为了减少药物的副作用，尽可能选用最小剂量，避免同时服用甲状腺激素（优甲乐）。避免服用优甲乐的原因是尽可能减少抗甲状腺药物的剂量，尽可能减少抗甲状腺药物对胎儿的不良影响。

49 妊娠甲减如何治疗

甲减的治疗为补充甲状腺素（L-T$_4$），甲状腺激素就是我们身体内的成分，剂量合适对身体没有任何损害。所以孕妇补充甲状腺素就像吃饭一样，只要剂量合适，对母亲和胎儿没有任何损害。

甲减孕妇产后完全可以放心哺乳，也不需要检查新生儿的甲状腺功能。出生后筛查甲状腺功能是早期发现甲状腺发育异常引起的新生儿甲减的有效方法，发生率为0.02%~0.3%，所以甲减孕妇产后不必担心新生儿甲减。

50 妊娠甲亢会遗传给孩子吗

妊娠合并甲亢如果是妊娠呕吐性暂时性的甲亢，是不会遗传给孩子的。临床上妊娠甲亢绝大多数是 Graves 病，病因是淋巴细胞分泌大量促甲状腺素受体抗体（TRAb），不断刺激甲状腺分泌过量的甲状腺激素。TRAb 可以部分通过胎盘被动转移给胎儿，如果分娩前母亲体内的 TRAb 很高，出生后新生儿可能表现甲亢。如果母亲在孕期服用抗甲状腺药物治疗，药物可以通过胎盘等于胎儿也在服药，出生后孩子甲状腺功能可能表现正常，但是 3~4 周后，新生儿体内的药物被清除了，新生儿可以表现出晚发性甲亢，需要抗甲状腺药物治疗。

无论新生儿甲亢是否被诊断或被遗漏，无论是否经过治疗，新生儿体内的 TRAb 经过 3 个月的代谢被清除了，甲状腺功能恢复正常，不再需要治疗了。

51 妊娠甲亢和甲减产后能哺乳吗

　　过去认为抗甲状腺药物通过乳汁会影响新生儿的甲状腺功能。近来越来越多的研究证明，抗甲状腺药物通过乳汁的量是很少的，PTU 和 MMI 这两个药物都被美国皇家儿科学会接受为哺乳母亲可以服用的药物，如果母亲药物剂量 PTU<400mg/d 或者 MMI<30mg/d，是不会影响新生儿的甲状腺功能。

　　如果母亲产后哺乳，建议每次在哺乳完后服抗甲状腺药物，尽量减少乳汁抗甲状腺药物的浓度。

　　甲减母亲的治疗是补充左甲状腺素钠（药名为优甲乐、雷替斯或加衡），左甲状腺素钠就是我们体内的 T_4，可以将它看作一种营养素，就和补水、补钙一样，只要剂量合适，对身体没有任何副作用，孕妇甲减可以放心服用，补充左甲状腺素钠的患者可以放心怀孕，放心哺乳，甲状腺激素替代剂量恢复到怀孕前水平。

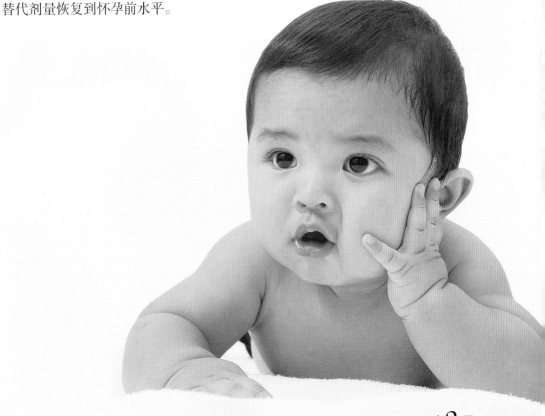

52 怀孕期间，双脚肿了，这正常吗

妊娠期间，由于肾脏中肾小管对钠的重吸收增加，钠离子潴留细胞外而引起水肿，孕期肾脏潴留钠 500~1000mEq，平均体重增加 12.5kg。晚孕时由于增大的子宫压迫下腔静脉，导致静脉回流至心脏的血液受阻；血胶体渗透压的下降，都可能引起下肢水肿加重。

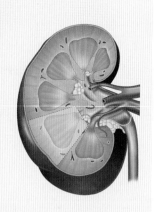

大约 35%~83% 的健康女性在妊娠期间出现轻度水肿，但水肿通常局限在下肢，属于正常现象。一般夜间休息或抬高双腿后可以有所缓解。怀孕期间需定期监测血压、尿常规及血肌酐、尿素氮等肾功能指标，注意有无颜面水肿、尿中泡沫增多等情况，如有这些异常，需积极就诊，明确病因。

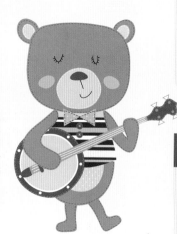

53 如何预防孕期的泌尿系感染

妊娠期间输尿管平滑肌松弛，蠕动减慢，可引起膀胱输尿管反流；膀胱对张力的敏感性减弱而发生过度充盈，排尿不完全；另外妊娠期尿液中糖类、氨基酸及水溶性维生素等营养物质增多，有利于细菌生长，所以孕期泌尿系感染的风险增加。

建议孕妇平时日常生活中适当多饮水，每 2~3 小时排尿 1 次；保持会阴部清洁；糖尿病患者积极良好地控制血糖都是有效的预防措施。其次，孕期无症状菌尿的发生率是非孕期的 2 倍。

这与泌尿集合系统的扩张，尿液排空延缓，膀胱输尿管反流和尿糖、尿氨基酸排出增多有关。社会经济地位低、高龄产妇，并存生殖系统感染、患镰刀型细胞贫血病、反流性肾病、神经源性膀胱、糖尿病、孕前有多次泌尿系感染史为危险因素。无症状性菌尿指的是两次或多次的清洁中段尿，或从耻骨上膀胱穿刺尿液持续培养出一种细菌大于105 个/ml，而缺乏临床症状。如果不治疗，30% 的患者将出现症状或发展为急性肾盂肾炎。

54 发现乳房结节了能备孕吗

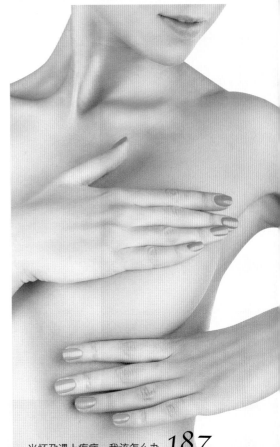

乳腺超声检查常常会发现乳腺结节，很多人都为此焦虑。先说"结节"二字，它是个统称，所有在超声中发现的正常结构外的东西都称为结节，包括囊肿、良性肿瘤、恶性肿瘤、增生结节。根据进一步的描述医生会大致判断这个结节究竟像哪一个，如果是增生结节或囊肿那就没什么关系，如果考虑良性可能性大（医生常常用这样的词句，因为不做手术的情况下也只能说考虑像什么）就可能会让你定期复查，如果考虑恶性可能就要尽快手术了。

青年女性的乳腺超声检查中发现的多数是良性结节，而且往往是 1 厘米以下的小结节，这些考虑良性的乳腺小结节很常见，占常规体检人群的 60% 左右，一般来说 3 个月或者半年再次复查就可以了。但是，女性在孕期的激素变化是急速且猛烈的，在激素变化的影响下极少数的结节有可能在孕期迅速增大数倍，使诊断和治疗都非常棘手，为此经常有人咨询医生是否应该在怀孕前把乳腺结节都切除。

答复是：对于普通人群而言，一个乳腺结节是否需要手术不仅仅看大小，更多的要看边界、形态、血流这些情况，所以需要专科医生来做建议。但如果是打算怀孕的女性，除了上述那些有可疑的结节需要手术外，如果结节比较大，能够清楚触摸到，就算考虑是良性的，也可以做手术切除，因为能摸到的结节切除比较简单，损伤也不大，以一个比较简单的、小的代价去除孕期突然长大的风险是值得的。但如果结节很小，手摸不到，需要定位针导引的，往往切除的范围会稍大，损伤也较大，而很小的结节往往长成巨大的可能性也不大，就不建议手术了。

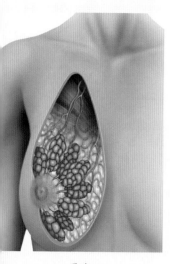

乳腺

55 我有乳腺增生，好担心啊，还能要宝宝吗

乳腺增生是女性朋友在门诊或者体检时经常听到的名词，似乎每个人都被诊断过乳腺增生。事实上，乳腺增生是激素波动影响下腺体不均匀的状态，并非一种疾病。表现为肿胀或者疼痛，还可能触摸感觉到有很多所谓的硬块，这个硬块不是专科医生所描述的硬块，而是女性朋友自己触摸感觉好像有的，经医生的手一摸会告诉你只是局部有增厚。

既然乳腺增生是因激素变化而形成的腺体不太均匀的一时的状态，那么月经周期前后这个激素的明显变化期也就是乳腺增生最常发生疼痛的时间，很多女性会陈述自己月经来之前胀痛，甚至不能触碰，月经过后就明显缓解了。

除了随月经周期的激素变化外，还有生气、焦虑、工作压力这些负面情绪也会带来激素的明显变化，一些朋友会说我一生气就疼，就是这个原因。所以，乳腺增生是不需要治疗的，保持心情的开朗，适度调节情绪压力，是缓解乳腺疼痛的最有效的方法。

了解了乳腺增生不是疾病，也不是发生乳腺癌的征兆，普通乳腺增生也不会发展成乳腺癌，就可以安心准备怀孕了，生下宝宝后也可以安心哺乳，乳腺增生不会对哺乳造成任何影响，反过来，哺乳还会减轻乳腺增生，使乳腺疼痛的情况减少。

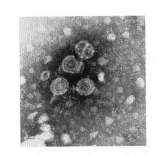

乙型肝炎病毒

56 携带乙肝病毒，怀孕期间发现肝功能不正常，怎么办

及时到正规医院就诊，首先要看肝功能异常的程度，如果只是轻度的转氨酶升高（正常上限 2 倍以内，不伴有胆红素升高），可以不做特殊治疗。其次要确定肝功能异常的原因，排查诸如药物性、胆道疾病、酒精等因素导致的升高，查 HBV DNA 明确是否乙肝活动，根据病因进行相应处理。如果找不到具体原因，很可能是怀孕本身导致肝脏负担加重所引起，这种情况通常不会引发严重后果，可以继续观察。

57 妈妈是如何把乙肝传染给孩子的

经血液、体液（唾液、精液、阴道分泌物、乳汁、泪液、尿液）及母婴垂直传播是乙肝的主要传播方式。具体到从怀孕到孩子出生，主要有三种可能：①宫内感染，指 HBV 在怀孕期间感染母亲，母亲血液中持续存在病毒，病毒

迷你百科

乙肝大三阳或小三阳与妊娠

无论"大三阳"或"小三阳"，只要转氨酶正常，没有什么症状，属于乙肝病毒携带状态，通常不需要任何治疗，可以怀孕，但怀孕期间少数人可能出现乙肝病情活动，因此孕期要定期复查肝功情况。

强调的是如果不采取任何措施，大三阳的孕妇传染给孩子的几率超过80%，小三阳者相对较低，也有40%左右，因此一定要采取正确的阻断传播的措施。

经胎盘感染胎儿，使胎儿在母体即感染了乙肝病毒。这种情况比较少见，发生率约5%~10%，主要发生在怀孕后3个月。无法通过出生后注射乙肝免疫球蛋白及疫苗阻断。②分娩时传播，指分娩过程中母亲血液或其他体液中的病毒进入孩子体内，引发感染。③产后传播，即孩子出生后通过母亲的乳汁或者其他密切接触被感染。其中后两者均可通过出生后注射乙肝免疫球蛋白及疫苗阻断。

58 携带乙肝病毒的孕妇，如何避免传染给孩子

　　避免分娩时的传播和产后传播，对于母亲HBsAg阳性的新生儿，应在出生后24小时内尽早注射乙型肝炎免疫球蛋白（HBIG），最好在出生后12小时内，剂量应≥100IU，同时在不同部位接种乙型肝炎疫苗。间隔1和6月分别接种第2和第3针乙型肝炎疫苗。可以阻断90%以上的新生儿感染乙肝。

　　对于宫内感染，无法通过上述措施预防，现有研究证明，携带乙肝病毒的孕妇传染给孩子的几率与孕妇血中HBV DNA水平相关。当HBV DNA≤106拷贝/毫升时，宫内感染的机会很低，分娩后的阻断措施已经足够；对于HBV DNA≥107拷贝/毫升的孕妇，上述措施成功率降低，推荐怀孕期后3个月应用替比夫定或者替诺福韦抗病毒治疗，降低妈妈体内病毒的水平，可以进一步减少传染给孩子的机会。

　　对于产后的传播预防，保护好婴幼儿柔嫩的皮肤、黏膜，避免皮肤、黏膜损伤，血液、唾液不要直接接触，如伤口、母亲的血污等。其他可正常接触，如吻孩子的脸、头、手脚等。

59 如何知道宝宝是否被感染乙肝

新生儿出生时外周血检测结果 HBsAg 和 HBV DNA 为阳性可以作为宫内感染的诊断依据，羊水及脐血检测到 HBV DNA 也有提示意义。

HBsAg 阳性的产妇分娩时，胎儿通过产道，可吞进羊水、血、阴道分泌物而引起感染，这些出生时血清学检测可为阴性，生后 2~4 个月后有 60% 发展为 HBsAg 和（或）HBV DNA 阳性，符合乙型肝炎的潜伏期，可考虑为产时感染。但此时的结果可能不稳定，故一般在生后 7 个月、1 岁时检测乙肝五项和 HBV DNA 含量，若 HBsAg 和 HBV DNA 阳性，和（或）HBeAg、抗 -HBc 及抗 -HBe 阳性，则认为肯定是被感染。若生后 7 个月和 1 岁时乙肝五项检测结果是抗 -HBs 阳性，表示疫苗注射成功，已获得对乙肝的免疫力。

移动医疗与备孕

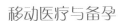

自我监测与智能提醒

备孕可以通过移动医疗进行自我检测，同时借助数据分析技术，为备孕夫妻提供提醒服务。

监测基础体温是夫妻备孕时候常用的手段，新的移动医疗硬件技术使得基础体温监测变得非常简单。只需要睡觉前用胶贴将小巧轻薄的体温计粘在腋下，睡醒后再通过安全而有效的蓝牙 4.0 与智能手机或平板电脑连接，配套的 App 便能轻松记录当日的基础体温数值，并以图形化的方式呈现基础体温变化趋势，让有备孕需求的女性再也不用为了苛刻的传统基础体温测量方式而犯难。

迷你百科

不宜母乳的乙肝女性

携带乙肝病毒的妈妈，有可能通过母乳喂养把病毒传染给孩子。一般认为以下情况不适宜母乳喂养：①母乳能检测到乙肝病毒；②血 HBV DNA 水平较高，比如 HBsAg、HBeAg 及 HBcAb 阳性（即所谓"大三阳"）的妈妈，须待孩子注射乙肝疫苗并产生表面抗体后方可喂养。如果妈妈血液中乙肝病毒检测阴性，婴儿又注射了乙肝疫苗和乙肝免疫球蛋白，可以母乳喂养。

为了阻断 HBV 的母婴传播，一些 HBV 感染的妊娠妇女在妊娠后期使用了抗病毒药物治疗，由于对这些药物是否会分泌到人的乳汁中，及对儿童可能会导致什么不良反应，目前均没有足够的研究资料说明，一般不建议母乳喂养。

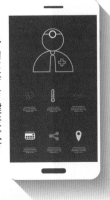

移动医疗与健康教育

作者简介

许岭翎，北京协和医院内分泌科副主任医师，副教授，硕士生导师。

张大光，吉林大学第一医院骨关节外科副主任医师，双医学博士，博士后，硕士研究生导师。擅长髋关节疾病的诊治。主要从事关节软骨细胞外基质在软骨破坏和再生方面作用的研究。

黄颜，北京协和医院神经科副教授。在临床工作多年，临床经验丰富，近10年主要从事癫痫和睡眠障碍的诊断、治疗和研究。

陈苗，毕业于中国协和医科大学，北京协和医院血液科主治医师、博士，擅长各种类型贫血的诊治。

戴为信，北京协和医院主任医师，教授。1970年毕业于北京协和医科大学，并获得医学硕士学位，从事临床医疗工作近四十多年，擅长各种甲状腺疾病的诊断与治疗。

邓姗，1998年毕业于中国医科大学临床医学专业，一直在中国医学科学院北京协和医院妇产科工作至今。主研异常子宫出血、不孕症、性分化异常和围绝经期管理等。

董海涛，北京协和医院口腔科主治医师，硕士。熟练掌握口腔科各种常见疾病的诊断和治疗和颌面部缺损修复的治疗。

刘暴，博士研究生，副主任医师，副教授，担任北京协和医院血管外科主任助理。主要从事基础研究方向包括下肢缺血、血管再狭窄、颈动脉斑块稳定性、干细胞、血管蛋白质组学等。

刘洁，北京协和医院皮肤科，副教授，副主任医师，硕士生导师。主要领域为皮肤淋巴瘤，皮肤激光治疗及影像评估和皮肤遗传病等。

谭蓓，博士，主治医师，北京协和医院消化内科工作。从事消化系统疾病的临床诊治工作，着力于炎症性肠病的诊断和治疗，以及炎症性肠病相关维生素D、骨代谢和妊娠相关研究。

滕莉荣，博士，供职于北京协和医院妇产科。

田庄，北京协和医院心内科副教授、副主任医师。目前主要从事心内科常见疾病的诊治。

冯云路，博士，主治医师。2006年于北京协和医院内科工作，先后于内科担任住院医生、总住院医生。2011年受聘主治医生，于北京协和医院消化内科工作至今。

陶建瓴，女。1998年毕业于中国协和医科大学，获得博士学位。2009年至今为肾内科副教授，硕士生导师。在难治肾病综合征发病机制和治疗、糖尿病肾病、肾脏慢性纤维化防治、慢性血透患者常见并发症防治、慢性肾脏病患者妊娠和营养问题等方面有深入研究和临床实践。

李雷，医学博士，副教授。毕业于北京协和医学院临床医学系，现供职于北京协和医院妇产科，主要从事妇科肿瘤及子宫内膜异位症领域的工作。

周宝桐，1996年在北京协和医院内科工作至今，现任感染内科副主任医师，擅长病毒性肝炎和常见传染病的诊治，对各种疑难重症感染和不明原因发热的诊断和治疗也有较深造诣。

王迁，北京协和医院风湿免疫科副主任医师、副教授。专业领域关注风湿性疾病患者合并危重症的临床诊治，尤其是结缔组织病合并肺动脉高压、肺间质病变以及合并妊娠的临床和科研。

文利平，博士，毕业于中国协和医科大学。2009年起任北京协和医院变态反应科副主任医师。对鼻炎、哮喘、过敏性皮炎、湿疹等常见和疑难过敏性疾病的诊断和治疗积累了丰富的经验。

林燕，博士，北京协和医院乳腺外科副主任医师。

易辉，关注母婴健康，致力于打造医疗级家庭智能硬件监护服务平台。系全国首个母婴监护健康管理公共服务平台天使医生的创始人，现任深圳京柏医疗设备有限公司总经理、天使医生CEO。

陈峻锐，幸运妈咪APP产品经理，资深用户体验专家。10年用户研究、用户体验及交互设计从业经验，4年产品经理从业经验，对用户深度洞察、用户需求挖掘、可用性测试及数据分析方向有丰富的项目时间经验。现从事移动医疗领域相关工作，聚焦孕产妇健康管理。

吴佳铭，北京协和医学院护理学院2014级研究生。

　　亲，我们知道谁都不愿意在怀孕时遇到疾病，因此，除了书中已有的内容之外，细心的专家们还精心准备了很多与怀孕相关疾病的话题，包括多囊卵巢综合征、高泌乳素血症、卵巢早衰、孕期过敏、孕期哮喘、免疫性血小板减少症、再生障碍性贫血、炎症性肠病、慢性肾脏病、癫痫、乙肝等。如果这些内容是您最为关切的，大家只需要按照以下步骤操作，即可获得我们为您准备的网络增值服务的内容，祝您顺利生产健康可爱的宝贝。

　　1.扫描封面后页的二维码，登录图书增值服务激活平台（ji.ipmph.com）。
　　2.刮开激活卡，输入激活码激活网络增值服务。
　　3.下载"人卫图书增值"客户端。
　　4.使用客户端"扫一扫"功能，扫描下面的二维码即可快速查看增值内容。

随着预产期的临近，
准妈妈们需要有一个
可以说走就走的
待产包

孕妇入院待产清单卡

A
证件类
□ 夫妻双方身份证
□ 准生证 □ 医保卡
□ 现金或银行卡
□ 入院证件（产检病历、
　　母子健康手册）

B
卫生用品类
□ 产妇卫生巾 □ 防溢乳垫
□ 哺乳文胸 □ 一次性内裤
□ 一次性马桶垫
□ 一次性床垫
□ 抽取性面巾纸 □ 湿纸巾
□ 毛巾 □ 盆 □ 香皂 □ 漱口水

C
食物及
餐具类
□ 巧克力 □ 杯子 □ 吸管
□ 可以微波的饭盒

D
宝宝用品类
□ 奶瓶 □ 奶粉
□ 纸尿裤 □ 沐浴露
□ 湿纸巾